脊髓損傷

排尿照護
居家寶典

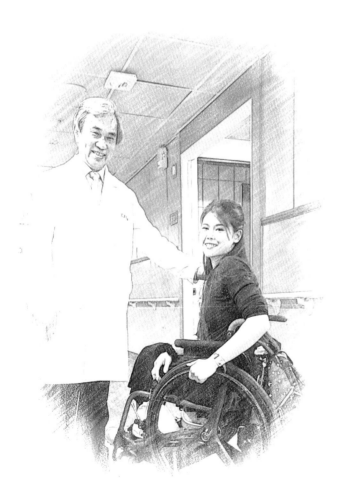

總策畫
花蓮慈濟醫院泌尿部主任
郭漢崇

合著

王炯珵　鄒頡龍
江元宏　廖俊厚
郭漢崇　蔡昀岸
黃玉慧

序 ————以病人為師

　　四十年前，當我還在臺大醫院泌尿科擔任住院醫師的時候，每一個禮拜三下午，我都要到門診去做膀胱造瘻更換尿管的工作，那個門診叫做「膀胱造瘻特別門診」。我才發現，原來有許多人無法排尿，所以必須在下腹打一個洞，裝上尿管，讓尿流出來，然後每個月到醫院來換尿管。有時候尿管會阻塞、或是有小石頭塞住、或是會發炎出血，我們也會幫病人用消毒水沖洗膀胱，那是一個每星期都要做的工作。

　　那時我覺得很奇怪，難道我們不能想辦法讓這些病人自己排尿嗎？後來我來到花蓮慈濟醫院才發現，其實有很多脊髓損傷的病人，在泌尿科不管是從尿道放導尿管、或是在恥骨上做膀胱造瘻，就是因為他們有一些膀胱功能的問題、或是尿道括約肌放鬆不良的問題，導致他們無法順利排尿或是排不乾淨。

　　注意到這個問題後，我一直在想，如果有辦法讓他們自行排尿，甚至連自行導尿都不需要，那該有多好！後來我在醫院裡面也發現，其實花東地區脊髓損傷的傷友很多，多半是因為在外地工作受傷、或是因為騎摩托車車禍受傷、或是跳水從高處墜落所造成的，很多人都很年輕就坐著輪椅過日子。

　　有些病人來到我的門診，臉色十分蒼白，身上有一股尿騷味。經過檢查發現，他們已經有兩側腎水腫，甚至已經瀕臨洗腎的階段。原來他們在復健過程中，被教導用腹壓排尿，一直到可以排乾淨為止。可是等他們回到家，根本沒有感覺膀胱脹或不脹，所以不知道怎麼樣才能把尿排乾淨，就連基本的間歇性導尿都不會，導致長期尿滯留而產生腎水腫。

在隨後的幾年，我認識了許多脊髓損傷的傷友，也在花蓮慈濟醫院每年院慶的時候，幫他們做衛教及義診。檢查時才發現到原來真的有許多脊髓損傷的朋友們，沒有好好照顧自己的排尿或是泌尿系統的健康，或者說他們不是不願意，而是他們根本沒有被教導如何正確照顧自己的泌尿系統。脊髓損傷病人的泌尿系統會隨著時間而改變，甚至會愈來愈差，不只是無法排尿，甚至還有漏尿、細菌感染、腎水腫等種種問題。

基於對脊髓損傷傷友們的關心，我開始參與脊髓損傷庇護中心的建立，也開始進行脊髓損傷排尿障礙義診活動。每次去義診總會帶幾位病人回來治療，他們通常是已經腎水腫或是有嚴重漏尿、反覆感染的傷友。我幫他們重建泌尿系統，教導他們如何照護自己的排尿問題。

時間過得很快，來到花蓮轉眼已經三十五年了。在這三十五年裡，我們照顧過上千位脊髓損傷的朋友。有些人在經過適當的排尿處置之後，改善其併發症，或是恢復比較正常的排尿功能。但有些病人卻無法改善，仍然必須繼續使用間歇性導尿，或是膀胱造瘻來過日子，然而對於真正排尿處置的照護，我們提供給他們的教育仍舊不足。

最近幾年我常在想，年紀漸長，自己也即將退休，我照顧臺灣脊髓損傷傷友們的工作，應該由臺灣的泌尿科醫師共同來傳承。因此在我擔任台灣泌尿科醫學會理事長期間，便勇敢的建立了一個「全國脊髓損傷排尿照護網」，希望藉由分布在臺灣各縣市的年輕泌尿科醫師的共同努力，能夠就近照顧在該縣市的脊髓損傷者，定期幫他們做身體檢查，並且給予適當的處置和照護。如此，我們將會讓臺灣眾多脊

序

髓損傷者的泌尿系統健康有一個保障。

為了讓大家熟悉如何照顧脊髓損傷者的排尿健康，我也製作了八支衛教影片，從各個角度讓大家了解什麼是正確的膀胱以及適合的排尿照護，教導民眾避免併發症並照顧自己的泌尿系統健康。而這些累積的醫學知識，我一直覺得有必要將它傳承下去。因此，我在一○九年四月，便利用 LINE 以及 FaceBook 建立了一個「臺灣 SCI 排尿處置改進小組」的群組，讓脊髓損傷者可以透過這個群組，即時得到關於泌尿系統排尿照護的資訊和處置方式。如果有緊急狀況，也可以透過群組來得到即時的資訊，避免因為延誤就醫而產生併發症。

這個群組至今已有近千位傷友加入。我們慢慢的把傷友提出的問題及醫師的回答，留存在記事本以及 FB。經過一年多，已累積了一百多篇的問與答，讓傷友們遇到問題時，可以找到處置的方式。

在今年，我們開始進行國內泌尿科專家會議，探討脊髓損傷排尿照護的種種問題，並且希望能夠建立一個「以病人為中心」的排尿障礙處置診療指引，將來可以流傳下去，讓每一年新出來的泌尿科醫師，能依據這些指引來照顧我們的脊髓損傷病友。同時我們也積極開發一個脊髓損傷排尿照護的「脊管家 APP」，利用這個 APP，我們可以根據傷友自己的身體狀況，了解自己泌尿系統的問題，該怎麼治療？如何定期檢查？該去找哪一家醫院？哪一位醫師？需要做些什麼檢查和治療？希望能夠減少他們的泌尿系統併發症，並且提升他們的生活品質。

身為一個長期照顧脊髓損傷病友的醫師，我總覺得應該要把很多重要的衛教資料流傳下去，不只是讓年輕的醫師可以藉此學習到正確

的觀念和處置原則，也可以讓脊髓損傷者和他的家人，在照顧他們的時候能夠得到一個正確的處置原則。在這樣子的理念之下，集結過去的許多衛教文章、專家觀點、以及我們所錄製的影片，加上群組裡面傷友和我之間的問答，集合成這一本《脊髓損傷排尿照護居家寶典》。在此特別感謝佛教慈濟醫療財團法人的支持，由特色醫療發展計畫提供經費，讓本書得以出版。這本寶典不只對脊髓損傷病人有用，對於任何因為神經性疾病導致排尿困難或尿失禁的病友，也都有幫助。

　　我認為醫生的社會責任，就是照顧病人。讓病人健康的過日子，是我們的天職。留存這些衛教資料，幫助病友及其家屬解決排尿問題，更是我們該做的事情。希望我們的努力，可以幫助國內數萬名脊髓損傷者以及他們的家屬，能夠好好的照顧自己的泌尿系統健康，讓自己的生活品質因而提高，這就是我最大的期盼。

佛教慈濟醫療財團法人
花蓮慈濟醫院泌尿部
郭漢崇　主任
2021 年 7 月 30 日謹誌於花蓮

目錄

目錄

目錄

索引

影片索引（ *鑑於 YouTube 監督機制的關係，若使用手機觀看，影片 03 和 06 需登入帳號才能繼續觀看。）

傷友疑難雜症 Q&A 索引

索引

索引

脊髓損傷的排尿障礙

01

泌尿小學堂

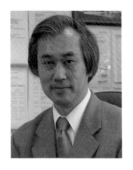

花蓮慈濟醫院泌尿部
郭漢崇 主任

　　因為外傷而導致的脊髓損傷（spinal cord injury）者，其存活機會與病人受傷時的年紀、受傷的部位以及受傷的程度（完全性或不完全性）有密切的關連。病人的存活尤其仰賴復健期的動機強烈程度，以及在早期復健以後是否有規律地接受追蹤調查。慢性脊髓損傷會造成各種不同的膀胱及尿道功能失調，受傷位置高於交感神經核的脊髓損傷（T5、T6以上）容易產生自主神經反射亢進（autonomic dysreflexia），而在薦髓 S2~S4 以上的脊髓損傷則容易產生逼尿肌尿道外括約肌共濟失調（detrusor sphincter dyssynergia）。薦髓及馬

尾受傷則在初期會造成一個逼尿肌無反射的膀胱，但隨著受傷時間的增加，這類膀胱會逐漸演變成一個萎縮、高壓及低適應性的膀胱。這些神經性傷害造成的膀胱變化，也會導致許多不同的排尿症狀及泌尿系統併發症。不論在上神經元或下神經元的脊髓損傷，病人常會有排尿困難、尿滯留、尿失禁以及反覆性尿路感染等症狀。

在第一次世界大戰期間，脊髓損傷的死亡率高達 80%，原因是尿路感染以及抗生素的缺乏。在泌尿系統的照護水準上升以及社會對脊髓損傷病人的關懷提高之後，在第二次世界大戰後的死亡率遂明顯地下降，但是不論我們對於脊髓損傷病人的照護如何提高，泌尿系統的併發症依然經常出現。脊髓損傷最常見的死亡原因，仍是泌尿系統問題引發的敗血症及腎衰竭。

常見的慢性脊髓損傷排尿病變

脊髓損傷病人常見的問題有尿失禁、排尿困難以及腎水腫，這些症狀可以出現在各種部位之慢性脊髓損傷病患身上。

一、**逼尿肌反射亢進之反射性尿失禁**：病人的膀胱容量少於150毫升，導致嚴重尿失禁，容易造成尿道口濕疹或必須穿著尿布。部分高位頸髓受傷者更會有逼尿肌尿道外括約肌共濟失調，膀胱變成高壓性萎縮，並且有腎水腫。

二、**逼尿肌無反射之低適應性膀胱，造成滿溢性尿失禁**：常見於薦髓受傷之病患，由於尿道括約肌較緊、排尿困難同時有大量殘尿，時日一久，膀胱遂變成低適應性且高壓力。病人除了有尿失禁之外，常會有反覆性尿路感染及一側或兩側腎水腫，有些病人甚至會有尿毒上升及貧血的情形。

三、**尿道括約肌低張力性尿失禁**：有些低位脊髓損傷者的尿道括約肌張力極低，病人稍微用力、移位即會有明顯的尿失禁產生。

男性病人可以用尿套引流，女性則必須使用尿布。

四、**長期使用經尿道導尿管或膀胱造瘻導致萎縮性膀胱：**有些病人也會發生兩側膀胱輸尿管尿液逆流，或因導尿管經常阻塞而發生尿失禁及急性腎盂腎炎，偶有膀胱結石產生。

五、**排尿困難併有膀胱輸尿管尿液逆流：**常見於胸髓損傷之病患，病人除了有逼尿肌尿道外括約肌共濟失調之外，並可能在受傷後三、五年內即產生膀胱輸尿管尿液逆流。除了反覆尿路感染之外，膀胱容量減少，膀胱內壓亦極高。

　　這些慢性脊髓損傷造成的排尿病變，使得脊髓損傷者的排尿品質低落，病人因為尿失禁必須佩戴尿布或尿套，或是因為排尿困難、殘尿多，而造成反覆性尿路感染。病人也可能因為腎水腫而導致尿毒症，或是因為尿液逆流導致腎臟結疤萎縮。在發現病人有這些問題時，我們應針對問題加以解決，以提高病人的生活品質。

　　在脊髓損傷之後，除了肢體的復健和職能訓練，泌尿系統仍會隨著時間慢慢地改變。由於病友們對於膀胱的感覺較低，有時會低估泌尿系統的併發症，進而影響到腎臟功能及引發尿路感染。事實上，積極地追蹤泌尿系統的變化以及給予適切的藥物和外科手術治療，可以降低泌尿系統併發症的發生率，並且提高生活品質，使得病友們得以重新投入社會，發揮自己的創造力及生產力。

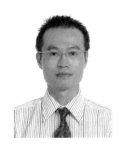

臺北榮民總醫院
神經醫學中心
神經復健科
蔡昀岸 醫師

正常的排尿生理學

　　一個正常的膀胱主要由三層平滑肌交錯形成，容量約 400~500 毫升，膀胱要能夠感受到有脹尿的感覺，能適應不同膀胱容量，也可以自行抑制排尿。排尿動作是結合神經系統與膀胱、尿道等肌肉系統的一個到排尿動作的完整性，而導致病人的下尿路症狀。凡此神經性病變所造成的排尿功能障礙，均稱之為神經性因排尿障礙（neurogenic voiding dysfunction）。過去常常直呼此種排尿障礙為神經性膀胱（neurogenic bladder），其實這不是一個正確的用詞。因為排尿障礙不只牽涉膀胱功能，還包括尿道功能，因此排尿障礙本身應該包括膀胱及尿道兩個器官之功能障礙，可以稱為神經病變性膀胱（neuropathic bladder）或是神經病變性尿道（neuropathic urethra），但不應該稱為神經性膀胱。

　　由於神經性因排尿障礙會導致下尿路症狀，最常見的問題在於排尿不乾淨以及排尿困難。病人可能會有急迫性尿失禁（urgency incontinence），或是滿溢性尿失禁（overflow incontinence），也有病人會產生尿滯留（urinary retention）的問題。這些下尿路症狀都會使得殘尿多或是尿滯留、高壓性排尿，而導致病人的泌尿系統併發症。例如尿路感染（urinary tract infection）：包括急性腎盂腎

炎、膀胱炎、前列腺炎以及副睪丸炎等。此外，由於膀胱排尿壓力過高、殘尿較多，也會影響到腎臟功能，因此產生腎臟水腫、膀胱輸尿管尿液逆流、腎臟結疤或是終至腎功能衰竭，而產生末期之腎病變。病人可能需要提早進行血液透析，以挽救其生命。

　　一個正常的排尿過程必須要有大腦皮質對於感覺神經傳入的辨識，以及在排尿動作開始時有促進能力。除了大腦皮質的功能外，也應該要有正常的逼尿肌收縮力，在排尿過程中也要有正常的大腦皮質抑制能力來終止任何排尿。此外，具有一個通暢的膀胱出口以及通暢的尿道，在排尿時逼尿肌收縮的同時，有一個協調性良好的尿道外括約肌，同時此種括約肌也能夠在排尿過程中自主性的收縮來中止排尿。具有以上這些神經肌肉及膀胱出口通暢的條件，才能完成一個正常的排尿過程（圖 1-1）。

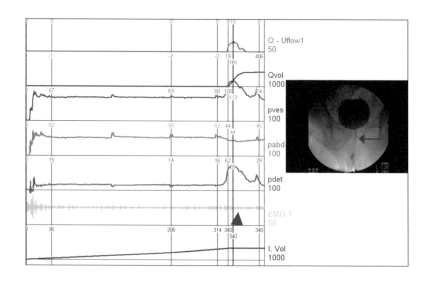

圖 1-1　正常的排尿行為。病人在排尿過程中可以自主性的收縮其尿道外括約肌（箭頭）來抑制排尿，而且也可以自主性的重新收縮其逼尿肌來完成排尿的動作。排尿時尿道外括約肌充分的放鬆，使得膀胱出口完全通暢（箭號）。

為了完成這個正常的排尿過程，在中樞神經之薦髓 S2~S4 節中，有排尿反射中樞來負責膀胱傳入及傳出神經的反射弧，以及尿道外括約肌傳入及傳出神經的反射弧。同時在這反射中樞中，負責膀胱反射的逼尿肌核與負責括約肌會陰神經核之間，各有短神經來做互相抑制及協調的功能。在排尿反射中樞更有上傳神經傳至橋腦，此處是排尿中樞，與大腦其他部位均有神經相連。也受到來自於大腦皮質感覺及運動中樞的抑制及促進，並且受到來自於小腦或是基底核之神經影響，來控制逼尿肌以及橫紋肌的協調性，更會受到邊緣系統（limbic system）有關情緒及感情控制中樞的影響。這些來自於大腦其他部位的改變，都會影響到對於排尿動作的促進以及抑制，而在這個神經控制系統當中任何一個地方出了問題，都可能會對於排尿動作本身產生或多或少的影響（圖 1-2）。

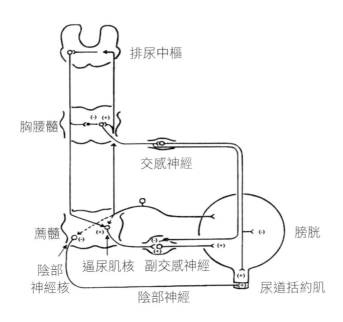

圖 1-2　膀胱及尿道的神經控制。交感神經、副交感神經以及體神經在脊髓排尿反射中樞，以及骨盆腔神經叢有互相協調及抑制的行為。這些神經同時也將訊息傳到位於橋腦的排尿中樞，以得到更進一步的協調。

🫀 神經性因排尿障礙之發生

從中樞神經到周邊神經的任何神經病變，都可能產生神經性因排尿障礙。包括：（1）**顱內病變**（intracranial lesion）：包括腦血管病變、巴金森氏症、老年失智症以及大腦退化等疾病。（2）**脊髓損傷及脊髓病變**（spinal cord lesions）：包括外傷性脊髓損傷、多發性硬化症（multiple sclerosis）以及脊髓束緊症（tethered cord）等。（3）**周邊神經病變**（peripheral neuropathy）：最常見的有馬尾症候群（cauda equina syndrome）以及骨盆手術術後造成之骨盆神經叢受傷。（4）**代謝性疾病**：最常見的是糖尿病所引發之周邊神經病變。

對於神經性因排尿障礙之治療，也應該要根據病人潛在之病理生理學變化予以矯正。但也要考慮病人自我處理的能力如何，或是家人支持度、病人就醫的方便性，以及病人本身對於處置方式的意願。例如一個病人四肢全癱，醫師不能要求他使用間歇性自行導尿來排空尿液，當他家庭支持度相當低的時候，也不能期待家人給他做膀胱壓迫來排尿。如果病人不想拔除導尿管改用間歇性導尿，也不能強迫病人使用醫師所建議的處置方式。

🫀 脊髓損傷的發生率

脊髓損傷是人類傷害性最大，也最令人感到無助的外傷。在美國每年每百萬人有三十至三十二個外傷性損傷的新病例。導致脊髓損傷的原因有：機動車事故（47%）、跌落（21%）、運動傷害（10%）及暴力（槍傷及刺傷 14%）。脊髓損傷所造成的神經傷害位置及百分比分別為：頸髓 53%、胸髓 35%、腰與薦髓 10%。Wadewitz 等人曾經報告過去在戰爭中受傷的士兵，會在受傷後最初幾星期內死於尿路感染及壓瘡。隨著導尿管的發明及應用於脊髓損傷急性期的治療，使得脊

髓損傷死亡率在第二次世界大戰時顯著地降低。過去，腎臟衰竭是造成脊髓損傷死亡的最主要原因，約占 37%，隨著泌尿系統處置的改良，如今腎衰竭已經不再是造成脊髓損傷最主要的死亡原因。

🫀 脊髓損傷神經學分類

　　一般而言，脊髓損傷之下尿路功能障礙的型態與症狀與脊髓損傷的位置和嚴重性有關。因此脊髓損傷的位置與嚴重性常常是醫療人員關切的重點。脊髓損傷神經學分類的國際標準是 International Standards for Neurological Classification of Spinal Cord injury（ISNCSCI），完整的描述包含神經損傷位置（neurological level of Injury）及 American Spinal Injury Association (ASIA) 損傷等級（ASIA impairment scale，簡稱 AIS），前者為損傷位置，後者為損傷嚴重程度。舉例來說，若有一病人之診斷為 C5 level、AIS-D，就表示病人之神經損傷位置在頸髓第五節，且損傷為運動不完全之損傷，頸髓第五節以下關鍵肌群一半或一半以上肌力有三分或三分以上。

　　ASIA impairment scale 源自 Frankel scale，也分成 A 至 E 五種級別，但是標準不同。AIS 的標準明確，注重薦髓末段之感覺與運動功能，運動不完全性損傷的分級（C 與 D）不以功能做為區別。目前仍有骨科醫師使用 Frankel scale，因此仍須注意兩者的區別。

　　由表 1-1 可知，AIS-C 或 AIS-D 的病人不一定有自主控制肛門外括約肌的能力，因此並不能以 AIS 來推論病人是否有控制尿道外括約肌，甚至排尿的能力。病史、症狀與理學檢查並不能因為知道病人的 AIS 與 NLI 而省略。

表 1-1 ASIA Impairment Scale 與 Frankel Scale 之比較，兩者各級別對於脊髓損傷位置以下之運動與感覺功能有明顯差異

等級	說明	ASIA Impairment Scale (AIS)	Frankel Scale
A	完全性損傷	薦髓末端感覺及自主運動功能完全喪失（no sacral sparing）	運動及感覺運動功能皆無
B	僅感覺殘餘	薦髓末端感覺功能尚有，但是不符合運動不完全損傷	僅保留感覺功能，沒有運動功能
C	較嚴重的運動不完全損傷	符合運動不完全損傷之條件（有自主肛門外收縮功能、或任一邊運動位階以下超過三節處仍有運動功能），但是神經損傷位置以下半數以上關鍵肌群肌力未達三分	有殘餘運動功能，但無法產生功能性活動
D	較輕微的運動不完全損傷	符合運動不完全損傷之條件，且神經損傷位置以下半數或半數以上關鍵肌群肌力達三分或三分以上	有殘餘運動功能，可以產生功能性活動
E	完全正常	曾被分級為 A 或 B 或 C 或 D，但感覺與運動功能已經完全恢復正常	運動及感覺運動功能皆正常

❤ 脊髓損傷神經性因排尿障礙之病理生理學

　　一般說來，排尿反射中樞以上所造成的神經病變會使得膀胱呈現逼尿肌反射亢進，但是此時尿道外括約肌的協調性是良好的，並不會有共濟失調的現象。在薦髓排尿反射中樞以上之病變（suprasacral cord lesion）通常會產生逼尿肌反射亢進以及尿道外括約肌共濟失調的現象。而在胸髓第六節（T6）以上的神經病變，更會有自主神經反射亢進（autonomic dysreflexia）的發生。因而使得膀胱脹尿時，病人交感神經張力會有異常增加的現象，導致血壓上升、心跳加快、患部以上潮紅、冒汗、頭痛等危機。位於薦髓本身的病變則可能因為破壞薦髓反射中樞，而使得膀胱呈現逼尿肌無收縮性，以及尿道放鬆不良的情形。有時尿道也會因為失去張力而呈現出一個低張力尿道，導致病

人尿失禁。在周邊神經病變方面，病人會呈現出逼尿肌無反射以及尿道外括約肌協調不良的情形，病人的尿道外括約肌呈現的張力可高可低，如果太高則可能會形成孤立性尿道括約肌阻塞（isolated sphincteric obstruction）。

　　使用神經病變的位置來分類，對於上神經元病變並不能深切的瞭解到逼尿肌反射的情況。因此 Krane & Siroky 兩位教授在 1979 年，曾經提出對於神經性因排尿障礙的分類，應該根據逼尿肌反射的變化以及膀胱出口，包括膀胱頸及尿道外括約肌的功能性變化來分類（表 1-2）。我們可以將逼尿肌分為反射亢進及無反射，而在尿道外括約肌功能則分為協調性良好以及共濟失調，或是無放鬆性尿道外括約肌。並且將膀胱頸功能分為共濟失調或是無收縮性膀胱頸，來檢視每一個神經性因排尿障礙病人下尿路功能之變化。

表 1-2 **Krane & Siroky** 對於神經性因排尿障礙，根據逼尿肌反射及尿道括約肌協調性所做的分類

逼尿肌反射亢進	尿道括約肌協調良好 尿道括約肌無放鬆 尿道括約肌去神經性（無張力） 膀胱頸平滑肌放鬆不良
逼尿肌無反射	尿道括約肌協調良好 尿道括約肌共濟失調 膀胱頸平滑肌放鬆不良或共濟失調

　　慢性脊髓損傷會導致膀胱及尿道各種的功能性變化，高位脊髓損傷可能也會導致自主神經反射亢進失調。自主神經反射亢進可能發生於脊髓損傷高過交感神經核 T6，而逼尿肌尿道外括約肌共濟失調則會發生於薦髓 S2~S4 以上之脊髓損傷（圖 1-3）。對於薦髓之傷害及馬尾（cauda equina）的受傷會發生無反射之膀胱及無收縮力之尿道。這些病人在初期雖然膀胱無反射、膀胱內壓力也較低，但在晚期則會慢慢

發展出一個萎縮性的高壓力且低適應性的膀胱。這些脊髓損傷的神經學變化會導致各種不同的泌尿道症狀以及併發症。病人可能會有排尿困難、尿滯留、尿失禁及反覆性尿路感染，甚至導致腎臟水腫及尿毒症。不論是高位或低位的脊髓損傷都可能在不同的時間點，逐漸發展出這些晚期的泌尿系統併發症。

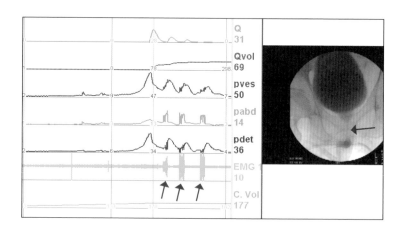

圖 1-3　胸髓 T3、4 的脊髓損傷病人錄影尿動力學呈現逼尿肌反射亢進及尿道外括約肌共濟失調（箭號）。

　　上尿路的病變最主要與尿道的漏尿壓力及膀胱內壓的情況有關。如果病人有持續性的膀胱內壓超過 40 cmH$_2$O，可能在長期以後導致膀胱輸尿管尿液逆流。對具有逆流的脊髓損傷病人是很危險的，因為他們可能會有較高機會發生尿路感染。尿液逆流本身也會導致腎盂腎炎、腎臟結石，甚至腎皮質結疤以及腎衰竭。而自主神經反射亢進、逼尿肌尿道外括約肌共濟失調等，都會造成排尿時的功能性膀胱出口阻塞，而導致較高的膀胱內壓以及較大的殘尿量，終於產生反覆性尿路感染，以及上尿路擴張和末期的腎衰竭。提早偵測出高危險群的脊髓損傷病人是相當重要的，可能有的危險因子包括完全性的神經性病變、完全性頸髓橫切、四肢全癱及長期導尿管留置。因此，定期測量膀胱內壓、殘尿量及尿道漏尿壓力，將有助於避免上尿路感染及腎衰竭。

在過去我們對於脊髓損傷病人的尿路動力學檢查發現，事實上大部分的頸髓脊髓損傷與胸髓脊髓損傷的病人都具有逼尿肌反射亢進，但也有部分頸髓脊髓損傷與胸髓脊髓損傷的病人表現為逼尿肌無反射（detrusor areflexia）。其原因可能是來自於在受傷之後病人的逼尿肌受到傷害，導致沒有收縮力，而在尿路動力學上沒有辦法激發其有效的反射動作。至於 95% 薦髓或是薦髓下脊髓損傷則都以逼尿肌無反射來表現。在逼尿肌尿道外括約肌共濟失調及自主神經反射亢進的表現上，也是以高位脊髓損傷為主要表現。至於薦髓及薦髓下，則幾乎都不會出現逼尿肌尿道外括約肌共濟失調或是自主神經反射亢進。

周邊神經系統受損對於下泌尿道功能的影響

通往膀胱的神經被破壞後會造成無感無痛的膀胱脹尿，進而產生尿滯留，而這種難以排出尿液的現象則是周邊神經系統功能受損後最常見的症狀。如果尿液完全滯留，所伴隨的尿失禁現象屬於滿溢性尿失禁（overflow incontinence），雖然在完全失去外括約肌功能的病人也會有應力性尿失禁（stress urinary incontinence），而連續性尿失禁（continuous incontinence）則是嚴重尿道外括約肌失能的結果，尤其是在女性。

雖然膀胱感覺功能對於維持正常的下泌尿道功能不可或缺，而且也是重要的主訴，但卻較少被研究。在不完全損傷中，膀胱和尿道的感覺異常可能是最主要的症狀。除了上述周邊神經受損會造成的排尿障礙，尿路動力學方面也發現逼尿肌活性過強（detrusor overactivity），可能伴隨或不伴隨括約肌共濟失調（sphincter dyssynergia），這個現象被認為是骨盆神經受到刺激造成的。而且在不同的病人，下尿路功能障礙可能不只受到周邊神經受損的影響，還受到其他肌肉和黏膜因素所影響。

❤ 馬尾症候群

急性的中央腰薦椎間盤突出會產生馬尾症候群，雙側薦部、臀部、會陰部和後腿疼痛、刺痛和麻木，也會產生下尿路功能障礙和下肢運動和感覺功能的受損。下背痛、薦部感覺喪失和泌尿道症狀是急性馬尾症候群最典型的症狀。急性馬尾症候群被分為完全和不完全兩型，前者合併尿滯留，後者合併其他泌尿道症狀（排尿用力、失去膀胱感覺）。身體檢查可以發現 S1 和 S2 肌節（myotome）所支配的肌肉會無力，包括腳踝的背側彎曲、膝蓋彎曲和臀部外展，也會有從腳底到會陰部不同程度的感覺喪失。急性馬尾症候群典型的感覺喪失侷限於近側大腿內側、臀部下緣和會陰部，又被稱為鞍部感覺喪失（saddle anesthesia）。此外，肛門括約肌是鬆弛的，而肛門反射（anal reflex）和球莖海綿體反射（bulbocavernous reflex）也會喪失；但只有少部分患者（19%）會表現上述的典型症狀，因此，急性馬尾症候群可能很難被診斷。

突然的尿滯留被認為是馬尾症候群初發時最重要的表徵，也可能造成滿溢性尿失禁。雖然急性馬尾症候群也可能產生便秘和性功能障礙等症狀，但需要較長的時間才會表現出來。在尿路動力學方面，薦髓下段或馬尾束的損傷通常會產生逼尿肌收縮力低下（detrusor underactive）、尿滯留和膀胱感覺喪失。另外，不敏感性膀胱伴隨順應性降低和逼尿肌活性過強也可能會發生（圖 1-4）。

在急性馬尾束損傷之後，很多病人會持續有下泌尿道症狀。在慢性馬尾症候群中，有 88% 的男性和 92% 的女性提到這些症狀會影響日常生活，95% 的男性和 92% 的女性提到有膀胱排空障礙，而 56% 的男性和 71% 的女性則有漏尿的情形，急尿和頻尿發生在 40% 的男性和 56% 的女性。然而，在膀胱壓力檢測方面，只有 21% 的男性有逼尿肌活性過強的情形，女性則完全沒有，9% 的男性和 15% 的女性同時有膀胱容量減少。

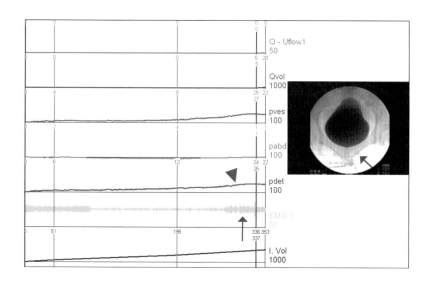

圖 1-4　馬尾症候群病人逼尿肌無反射（箭頭），尿道外括約肌呈現張力較高，膀胱頸亦緊閉 (箭號)，病人無法自行排尿。

　　在急性馬尾症候群，必須先置放導尿管來檢查是否有尿滯留並且把尿夜排空，手術介入愈早愈好，最好是 24 小時以內，但通常因為許多因素而無法達到，早期手術介入（有泌尿道症狀後的 48 小時內）比晚期手術介入有較好的預後。後續的處理則依膀胱失能的種類和嚴重度而定。一般來說，男性較容易有排尿症狀，而女性較容易有漏尿症狀，膀胱排空不全也十分常見，因此必須檢測解尿後的殘尿量（post void residual urine），如果測出來大於 100 毫升或超過膀胱容量的三分之一，就必須教導病人間歇性自行清潔導尿（clean intermittent self-catheterization），輕微損傷的病人只需幾天到幾週的間歇性導尿即可恢復。因為這類病人經常伴隨尿道外括約肌無力，大部分可以學習腹部用力來解尿。

Q1-1

長期坐輪椅下肢腫脹

我因脊髓損傷經常坐輪椅，導致下肢腫脹的問題，躺平後，血液回流心臟尿量才增多，日常穿彈性襪雖然可以解決，但並不希望穿一輩子。若已戒掉不穿，現今也沒有暈眩等問題，那麼下肢反覆腫脹對於未來會有什麼可能性的傷害呢？建議穿回去嗎？

Answer

下肢腫脹會造成血液回流心臟減少，當然也會影響到腎臟血流循環，對腎功能稍微會有影響。但只要經常找機會平躺，或是穿上彈性襪，也會讓下肢水腫改善的。

Q1-2

馬尾症候群神經痛及失禁

我是螺絲鎖歪導致馬尾症候群，大小便失禁（導尿管、擴肛），雙腳腳板下垂，三不五時尿道會抽痛、尿味重且有殘渣流出，雙腳水腫，腳底板常覺得凹凹的、笨重的，尤其是右腳，該如何處理才能好受一些呢？

Answer

你有馬尾症候群，同時腳板下垂、無法運動，應該是傷到薦髓神經。這樣子的受傷會造成膀胱沒有感覺，同時沒有收縮力。如果受傷已有很長時間，那麼膀胱留置尿管時間久了，一定會造成膀胱萎縮。留置尿管讓膀胱長期與體外環境

連通，容易造成膀胱細菌感染、發炎，分泌物多就會流出來。這種情形不應輕忽，應該早日檢查並且治療。

　　因為你的手是正常的，所以只要做一些治療，應該可以不漏尿，然後改用自行導尿。不但可以保護膀胱、改善生活品質，也可以保護腎臟，不會造成反覆性的尿路感染。至於腳板浮腫可能是因為小腿無力，不能利用腳踝活動讓小腿以下血流有效率的回到身體，可以藉由加強關節活動或穿彈性襪來改善。疼痛則可能是神經痛所造成的，也可以考慮疼痛治療，或是接受神經阻斷術。

　　其實脊髓損傷者很多身體狀況都是可以改善的，但如果不積極治療，放任狀況惡化，那就太可惜了！

Q1-3
脊髓損傷的神經痛

我的後腰臀部右方神經抽痛還蠻有頻率的，但嚴重抽痛導致無法睡眠，不知是何原因？受傷兩年來第一次出現這種症狀。

Answer

　　這種痛通常是神經痛，它不是真的來自於神經根的痛，而是在脊髓受傷之後，因為受傷的部位神經受傷，產生慢性發炎所導致的神經痛。你可以仔細想看看，在什麼狀況之下比較會產生這種抽痛？什麼狀況會讓抽痛的感覺緩解？

　　盡量減少會刺激神經痛發生的原因，例如腳部的外傷，或是接觸太冷的空氣。有時候這種痛很難治療，必須要用

強烈的止痛藥物或是肌肉放鬆劑。真的不行，也可以考慮注射肉毒桿菌素，或是請疼痛科醫師進行脊髓硬腦膜外的疼痛治療。

Q1-4
如何改善脊髓損傷的神經痛

我是腰髓第二節不完全損傷傷友，除了大小便問題外，因為神經痛嚴重影響睡眠、白天工作、移位等日常生活，不知哪裡可獲得改善神經痛的相關資訊？

Answer

　　不管是高位或是低位的脊髓損傷，除了大小便問題之外，神經痛是一個很麻煩的問題。因為神經痛起來很不舒服，治療上又不容易改善，所以經常困擾著脊髓損傷的朋友們。其實神經痛並不是來自於痛的地方，而是在於脊髓受傷的部位。在脊髓裡面，因為受傷後形成結痂或是慢性發炎，所以經常會在受到刺激時誘發神經痛。

　　神經痛會因為受傷的脊髓部位，造成相關的肢體或是身體軀幹上的疼痛。有時候會有大腿疼痛，有時候則是下腹疼痛，常常會被誤以為是內臟問題，而進行錯誤的治療。其實有神經痛的脊髓損傷朋友，還是要找神經科治療，比起找疼痛科要有效得多。因為神經科醫師會根據病人脊髓損傷的部位，判斷脊髓神經痛的位置，以及給予適當的處置；疼痛科

的醫師，通常只會根據疼痛的程度給予止痛治療。

　　有時候，我們可以使用較強的止痛藥，或是神經疼痛的藥物來治療。如果效果不好，也可以在疼痛的部位注射肉毒桿菌素，或是使用脊髓硬腦膜外的止痛方法，來改善神經痛的問題。有神經痛的人千萬不要亂投醫，一定要找到適當的神經科醫師或者復健科醫師，徹底改善你的疼痛問題。

Q1-5
腦幹出血的排尿問題

我兒子是用導尿管訓練自己排尿，有尿知道要尿尿，但就是尿不出來，經過六小時只好再裝回導尿管。請問要會診泌尿科嗎？他是 107 年 9 月 8 日腦幹出血，右手右腳沒力，腦開刀有放一個機器，腦水從肚子排出，有做過高壓氧、針灸的治療。

Answer

　　腦幹出血屬於中樞神經性病變造成的神經性膀胱，如果很嚴重，膀胱不會有反射，如果病人已經可以活動，膀胱的反射應該可以慢慢恢復。但是中樞神經性的病變，有時候會造成自律神經過於緊張，使得膀胱出口無法打開。不過有膀胱脹尿的感覺，就會有自行排尿的希望，但是要經過詳細的錄影尿動力學檢查，確定膀胱的收縮力還存在。只要把膀胱出口切開，就有機會恢復正常的排尿。找時間去泌尿科檢查一下，醫師才能夠告訴你們詳細的情形。

脊髓損傷的膀胱感覺

請問覺得膀胱痛痛的，一直有尿意感，這樣是代表發炎嗎？

Answer

脊髓損傷的病人，有些人的膀胱是沒有感覺、或有感覺但不正常，因此不能單以膀胱痛或排尿後也不會消失的尿意感來當作細菌感染的依據。當膀胱有細菌感染時，出現的常常是肢體的反射亢進、血尿或是發燒，重要的是尿液會變混濁。如果膀胱有感覺的話，除了以上的症狀之外，還會發生膀胱疼痛、膀胱反射增強、尿失禁變得比較嚴重，有時候也會伴隨著小便困難。因為膀胱發炎時，尿道括約肌會變得比較緊張，其實只要是膀胱出現跟平常不一樣的感覺，就要懷疑是否有尿路感染。

我常常告訴脊髓損傷的朋友們，家裡一定要備著一些抗生素、止痛藥、退燒藥，甚至也可以備著導尿管和尿袋。當發現膀胱有疼痛或是反射增強，尿失禁嚴重的時候，可以趕快服用抗生素，多喝開水，或是增加導尿的次數，然後再去醫院檢查。

膀胱發炎通常是在比較忙碌或是水喝太少的情況下發生。大量喝水可以減少膀胱裡面的細菌數，增加導尿次數，可以將細菌盡量排出。如果方便的話，就趕快拿一條導尿管放到膀胱裡面，接上尿袋，然後大量的喝水，讓尿液能夠充分的引流。這樣子，也可以避免因為急性膀胱發炎而產生腎盂腎炎，到時候又要住院，就比較麻煩了！

Q1-7

脊髓損傷者的膀胱異常感覺

我是頸髓四、五、六節完全損傷的傷友。想請問為什麼膀胱常常感覺有燒灼感？那個感覺是正常的嗎？有時候也會刺刺的感覺。

Answer

　　脊髓損傷的病友，即使是完全損傷，也往往在患部以下會有一些奇怪的感覺。這些感覺可以來自於脊髓損傷受傷部位異常的神經活動，以及神經再生所產生的變化。或是受到一些肢體或是臟器的刺激而產生，甚至是腦部長期沒有接收到膀胱的訊息而製造出的感覺。感覺肢體疼痛，不見得是那個地方有問題；同樣的，當感覺膀胱有灼熱或是燒灼感時，也不見得表示膀胱有細菌感染或是其他的狀況。不過，我們還是要小心。

　　如果這個感覺一直持續，沒有辦法消除，最好還是找醫生檢查，究竟是否有尿路感染，或是自己觀察尿液是否清澈透明，還是有混濁的情形。如果有感染，就要及早用藥物治療，以免耽誤了病情。

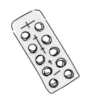

Q1-8

下肢麻痛的感覺是怎麼了？

下半身癱瘓，雙腳會麻、會痛，是好的現象嗎？

Answer

　　脊髓損傷的病人在受傷後，下半身麻痺，但卻會覺得有下半身痠麻的現象，這些都是正常的。我們要知道身體的感覺，是由肢體傳到脊髓，然後再傳到我們的大腦。你會感覺有些地方會痠會麻，並不表示那個地方有傷口，常常是因為我們脊髓受傷的部位仍然處在發炎的狀況，所以會持續的將發炎的感覺傳到大腦，而讓我們感受到那個部位有痠麻的感覺。

　　有時候身體其他的部位接受手術，例如腹腔的手術、膀胱的手術等，也會因為手術所產生的發炎反應，傳到中樞神經（脊髓），讓我們感覺到腳部或是手部有痠麻的感覺，其實並不是腳部和手部發生了問題，而是神經傳導所產生的發炎反應。這些發炎反應說不上是好的現象，但有感覺總是代表神經還有一部分可以正常的傳遞感覺，或許那一部分神經，將來還有機會再慢慢的恢復。

　　有時候，這種痠麻的感覺非常的嚴重，需要使用止痛藥來止痛，或是要做神經阻斷，才能夠減除這種疼痛的感覺。通常在急性期之後會慢慢的改善。可是以後再度發生受傷或是需要手術時，才會再度有這種痠麻的感覺。

膀胱發炎為什麼會神經痛？

為什麼一發炎，神經就會抽痛，而且尿液就會混濁呢？

Answer

　　脊髓受傷之後，脊髓損傷的部位會產生慢性發炎。這些慢性發炎會因為身體的狀況而被激發，而產生疼痛感覺。例如：膀胱發炎、便秘、糞便不通、或是有下肢的傷害，都會造成脊髓裡面舊有的慢性發炎處被激發，而產生神經痛。因此在急性膀胱發炎時，就會覺得受傷部位以下，有些地方會痛。其實檢查起來，可能沒有任何肢體上的問題，但是由於感覺神經被發炎的反應所激發，而產生疼痛的感覺。如果有這種感覺，只能用抗發炎的藥或是止痛藥治療，同時趕快用抗生素治療膀胱發炎，才是上上策。

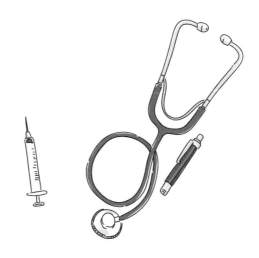

Q1-10

下肢碰到冷空氣，為什麼會抖個不停？

我是頸髓第六、七節完全損傷的傷友，為什麼我每次碰到冷的空氣，下肢就會抖個不停，要很久才會放鬆下來？

Answer

　　脊髓損傷的人，在受傷的部位以下，都會有反射亢進的變化。反射亢進不只是膀胱、直腸等臟器的反射增強，連受傷的部位以下的肌肉都會反射增強。當你蓋著棉被或是穿著褲子，皮膚的表皮溫度較高，等到脫掉褲子或是掀開棉被時，碰到冷空氣，就會激發表皮上的溫度感應受器。而這個感應受器會迅速的將感覺傳到脊髓裡面，因此也會激發肌肉反射增強，而產生強烈的收縮。

　　有時候不小心，下肢會強烈收縮產生彈跳，因此容易造成肢體碰撞物品和輪椅而受傷。所以有這種問題的傷友，一定要特別注意，坐輪椅的時候要固定好雙腳，避免雙腳亂彈跳，以免受傷了都不知道。這種問題，其實沒有很好的治療方法，除非把神經阻斷，讓下肢不再收縮。但我反而希望大家把它當作是一種肌肉的運動，有時候讓肌肉收縮，對維持下肢肌肉的張力也有幫助。

頸髓受傷者放導尿管還會漏尿的原因和處理

我是頸髓第四節完全受傷，已經受傷四年多。剛受傷時裝著尿袋，後來自行導尿，到年初又裝尿袋。偶爾一個禮拜會有一、兩天是自行導尿，可是最近不知為什麼沒裝尿袋，漏尿兩次。這一次有裝尿袋，是什麼原因呢？是因為壓到膀胱嗎？還有我在醫院換尿袋時，醫生都叫我不要吃膀胱的藥，這樣好嗎？

Answer

　　頸髓受傷的人，最常見的膀胱功能失調是膀胱反射亢進，同時有膀胱頸功能失調及尿道外括約肌共濟失調，導致排尿困難，而且同時有反射亢進造成的尿失禁。因為排尿時解不乾淨，所以才需要裝尿袋或是自行導尿。可是放著尿管，有時候膀胱還是會產生反射性收縮而漏尿，如果有這種情形，可以服用膀胱過動的藥沒有問題。如果有自主神經反射亢進，甚至可以考慮注射肉毒桿菌素來減少膀胱的收縮力。

　　如果你想進一步檢查，應該要進行錄影尿動力學檢查，來了解排尿的情形。或許可以考慮接受進一步治療，讓自己能夠自然排尿，而不需要放置導尿管。

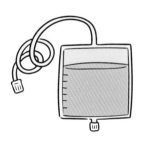

脊髓損傷的神經病變

02

泌尿小學堂

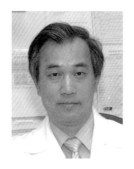

花蓮慈濟醫院泌尿部
郭漢崇 主任

　　脊髓損傷（spinal cord injury）會造成嚴重的排尿障礙，有些人的上尿路功能會受影響。上尿路功能的變壞主要緣於膀胱內病理變化，以及尿道漏尿壓力（leak point pressure）的高低。高位脊髓損傷造成的自主神經反射亢進（autonomic dysreflexia）、逼尿肌尿道外括約肌共濟失調（detrusor sphincter dyssynergia），以及低位脊髓損傷造成的不會放鬆的尿道括約肌，均會導致偏高的膀胱內壓及大量殘尿，使得病人有反覆性尿路感染及腎臟水腫。如果不能早日解決，時間一久，便會影響腎臟功能，導致腎衰竭。

一般神經性因排尿障礙病人主要可分為以下幾種：（1）在腦幹（brain stem）以上。（2）在 T6 以上。

　　T6 是脊椎體（spine）來做定位的，若是以神經定位的話，可能就是 T7 或 T8。一般來說，S2 以上所造成的是非自主膀胱收縮，也可以說這是一種逼尿肌反射亢進，或統稱為逼尿肌活性過強（detrusor overactivity）。如果在 T6 以上，一般來說，會造成膀胱頸共濟失調（bladder neck dyssynergia），但如果在 T6 到 S2 之間，就可能會造成逼尿肌尿道外括約肌共濟失調。

　　神經性因排尿障礙的病人之中，有一半會有膀胱的收縮，但仍然有逼尿肌收縮力不足的情形。在薦髓 S2~S4 以上具有下尿路功能障礙，逼尿肌反射亢進（detrusor hyperreflexia）就是最常見的表現。約有 38% 的病人具有逼尿肌反射亢進及逼尿肌尿道外括約肌共濟失調、29% 有逼尿肌反射亢進及協調良好之括約肌（sphincter synergia）、26% 有逼尿肌無反射（detrusor areflexia）的情形發生，有時也會發現有括約肌鬆弛（sphincter flaccidity）的情形。

　　多發性硬化症是運動方面的問題，但是感覺卻完整，因此必須區分出假性共濟失調（pseudodyssynergia）及真性逼尿肌尿道外括約肌共濟失調。有逼尿肌尿道外括約肌共濟失調的病患，一般在儲尿當中會有比較高的膀胱內壓，這時應該盡快給予導尿管來協助病人，或教導進行間歇性導尿，並提供藥物治療，以避免日後提早發生上泌尿系統併發症。

　　腎臟併發症是以往脊髓損傷病患導致死亡最重要的因素，所以必須先維持住腎臟功能，才繼續做接下來的治療。脊髓損傷在排尿障礙方面主要以 T6 和 S2 為界線，這些脊髓神經受傷是否會造成逼尿肌反射亢進、逼尿肌無收縮力（detrusor acontractility）、逼尿肌尿道外括約肌共濟失調、自主神經反射亢進、儲尿或排空喪失，都是我們要考慮的。

早期偵測高危險群脊髓損傷病人是很重要的。根據過去的文獻報告，可能會影響腎功能的危險因子有：（1）完全性神經病變。（2）頸髓受傷導致四肢全癱。（3）長期留置導尿管。

　　這幾個危險因子其實都是有相關性的。一個完全性神經病變容易產生自主神經反射亢進、逼尿肌尿道外括約肌共濟失調，並造成排尿時膀胱內壓上升，導致膀胱黏膜之防衛機轉受到傷害。如果再加上大量殘尿、不準時排空尿液、或有長期留置導尿管，則細菌性感染的機會大增，病人也就容易發生反覆腎盂腎炎，或是逐漸造成腎衰竭。因此定期檢查膀胱內壓、測定殘尿及尿道漏尿壓力，可以提供資料，以防止上尿路功能的惡化。

MEMO

_____

_____

_____

_____

_____

_____

_____

專家觀點

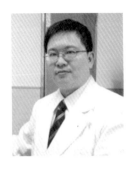

耕莘醫院外科部
廖俊厚　主任

逼尿肌及尿道外括約肌功能障礙

　　早期的分類方法（Hald-Bradley classification）簡單的把受傷部位分為薦髓上（suprasacral cord lesion）與薦髓下（infrasacral cord lesion）。Bors-Comarr 分類法主要是把人體的神經分為感覺神經與運動神經，或是運動與感覺神經二者放在一起。在感覺神經上，腦中風（cerebrovascular accident）的病患或是多發性硬化症（multiple sclerosis）的病患基本上感覺是好的，所以會以運動神經缺陷為主。

　　尿路動力學分類（urodynamic classification）主要是分成兩大類：（1）逼尿肌反射亢進（detrusor hyperreflexia），（2）逼尿肌無反射（detrusor areflexia）。此兩類又可分成尿道橫紋肌（urethral striated muscle）與尿道平滑肌（urethral smooth muscle）兩大類。國際失禁防治學會（International Continence Society, ICS）是以功能來分類，也是最實用的，最主要分成儲尿功能與排尿功能兩大類。在儲尿功能方面，要能夠讓膀胱穩定，不要反射亢進，使得儲尿功能更好；或是膀胱感覺不要很敏感，使得膀胱容量大一點，減少病人的排尿次數等，這些都是我們治療的目標。至於尿道方面，希望閉鎖性好一點，不會常常漏尿，以達到儲尿的目的；在排空方面，增加逼尿肌收縮力，不要一個收縮力不足又不穩定的膀胱。

在診斷方面有很多工具，最主要是診斷儲尿功能，膀胱壓力圖（cystometrogram）是最常用的診斷標準。我們可以得知病患在灌注時，適應性是否良好，膀胱容量是否足夠，膀胱是不是過於敏感等。膀胱出口可以在靜態下利用尿道壓力圖（urethral pressure profile），讓病人咳嗽或是使用腹壓的方式，看病患何時開始漏尿，然後慢慢的增加，測量病患的漏尿臨界點壓力（leak point pressure），診斷病人的尿道壓是否足夠。

評估病人的膀胱排空功能，可使用尿流速測定（uroflowmetry）及壓力尿流排尿研究（pressure-flow micturition study），計算出 Abrams-Griffiths number（AG number = Pdet- 2×Qmax），利用逼尿肌在最大尿流速的壓力減去 2 倍的最大尿流速。當 AG number 大於 40 確定有阻塞，小於 20 則沒有阻塞，介於 20 與 40 則可能存有阻塞，但也有可能無阻塞。

活動性尿路動力學（ambulatory urodynamics）是一個攜帶式的記錄器，可以測得病患的排尿情況是否良好，也可以利用電生理檢查（electrophysiologic testing）來診斷出病患括約肌是否良好，收縮力是否足夠。對於神經性因排尿障礙比較常見的類型，例如腦血管出血、腦瘤（brain tumor）或是腦性麻痺（cerebral palsy）患者、巴金森氏症（Parkinson's disease）病患、多發性硬化症、脊髓損傷，或是一些糖尿病（diabetes mellitus）、做過根治性骨盆腔手術（radical pelvic surgery）之後產生排尿障礙。

脊髓休克期（spinal shock）會使得對傳出刺激的能力減低，自主神經活性（autonomic activity）的降低，會直接造成膀胱無收縮力（detrusor acontractile and areflexia），尿道閉鎖壓力也會下降，但還不至於尿失禁。若尿液會滯留，這時應該給予間歇性導尿（clear intermittent catheterization）治療。病人開始不自主的排尿（involuntary voiding），代表著膀胱功能回復的先兆。

❤️ 脊髓損傷之神經性病變

在過去對於脊髓損傷病人的尿路動力學檢查發現，事實上大部分的頸髓脊髓損傷與胸髓脊髓損傷病人，都具有逼尿肌反射亢進，但也有部分頸髓脊髓損傷與胸髓脊髓損傷的病人表現為逼尿肌無反射。其原因可能是來自於在受傷之後，病人的逼尿肌受到傷害，導致沒有收縮力，而在尿路動力學上沒有辦法激發其有效的反射動作。至於 95% 薦髓或是薦髓下脊髓損傷，則都以逼尿肌無反射來表現。在逼尿肌尿道外括約肌共濟失調及自主神經反射亢進的表現上，也是以高位脊髓損傷為主要表現，至於薦髓及薦髓下，則幾乎都不會出現逼尿肌尿道外括約肌共濟失調或是自主神經反射亢進。

而在脊髓損傷病人的追蹤上面，腎臟水腫是上尿路病變的一個主要癥候。大部分的醫師常常以為只有在高位的脊髓損傷病人，才比較容易產生腎水腫。但事實上根據我們的調查，在 251 位脊髓損傷病患中，有 24 位（9.6%）具有腎臟水腫，其中包括 7 位頸髓、8 位胸及腰髓，以及 9 位薦髓脊髓損傷。有趣的是這些病人發生腎水腫的時間與其病變距離，在頸髓為 7 ± 4 年、胸及腰髓約 9.9 ± 6.5 年，而薦髓為 17 ± 6.1 年。可見任何一個部位的脊髓損傷都有可能導致腎臟水腫，其原因不同，但是病人會發生腎水腫的結果是相似的。因此對於這些有脊髓損傷的病人，仍然希望每年均需要進行一次腎臟功能以及腎臟超音波的檢查，以便提前發現腎水腫而早日對其下尿路功能障礙進行進一步的治療。

當脊髓損傷的部位高於 T6 節以上之脊髓時，病人容易產生自主神經反射亢進。自主神經反射亢進的病人表現是以高血壓以及交感神經張力過高為主，病人可能會有臉部潮紅、盜汗以及抽筋等現象。尤其是在膀胱過度脹尿的病人排尿時，直腸因為糞便阻塞而擴張，膀胱手術或是尿路感染時，這些交感神經反射增強的現象更加明顯。長期具

有自主神經反射亢進的病人，可能會導致心臟衰竭或是中風，因此應該特別注意。在排尿時也常常會因為膀胱頸的攣縮無法放開，而導致排尿困難的現象。

　　當脊髓損傷的部位高於排尿反射中樞以上時，病人則以逼尿肌尿道外括約肌共濟失調的表現為主。這種表現是因為在排尿反射中樞與排尿中樞之間失去連續，因此中樞神經核對於排尿時逼尿肌與外括約肌之協調性失去調節的作用，使得在排尿逼尿肌收縮時，尿道外括約肌無法有效的放鬆，反而會以收縮來表現，病人則會呈現出排尿困難、排尿壓力過高以及大量殘尿。此種結果會使得病人產生反覆性的尿路感染，甚至造成上尿路的病變（圖 2-1）。

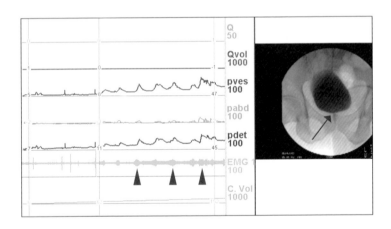

圖 2-1　高位脊髓損傷病人產生的逼尿肌反射亢進及尿道外括約肌共濟失調（箭頭）。病人在排尿時同時具有膀胱頸功能障礙（箭號）及自主神經反射亢進，導致無法有效的排空尿液。

在逼尿肌尿道外括約肌共濟失調表現方面，通常是以尿道外括約肌的活性高低，分成零至三度（Grade 0-3）。第零度為正常或是協調性良好之尿道外括約肌活性。第一度病人表現是以逼尿肌反射亢進及高排尿壓、反射性尿道外括約肌收縮、排尿困難以及較多的殘尿。第二度病人表現則是以逼尿肌反射亢進或是逼尿肌反射低下，同時具有間歇性的反射亢進型尿道外括約肌活性以及大量之殘尿。至於第三度病人則是以逼尿肌反射亢進以及一個較高的尿道外括約肌活性導致病人膀胱出口阻塞，沒有辦法有自行排尿。或許病人會有一些尿液流出，但此種排尿是因為膀胱內壓過高，超過尿道阻力而導致尿液滴出，並不是正常的排尿動作（圖 2-2）。

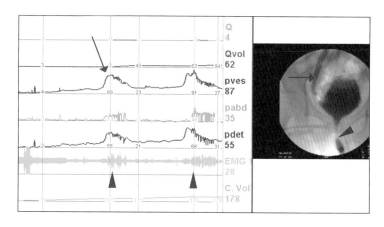

圖 2-2　第三度逼尿肌尿道外括約肌共濟失調的病人，排尿時尿道外括約肌無法放鬆（箭頭），導致排尿壓力上升（箭號）及膀胱輸尿管尿液逆流（箭號）。

薦髓上（suprasacral, T6-S2）的脊髓損傷，主要是會造成逼尿肌反射亢進以及逼尿肌尿道外括約肌共濟失調。其中逼尿肌尿道外括約肌共濟失調會產生功能性阻塞，有比較高的排尿壓力但缺乏排空能力，這時候可以使用括約肌切開術（sphincterotomy）、尿道支架（urethral stenting）或是電刺激（electrical stimulation）的方式來治療。

　　薦髓（sacral）脊髓損傷位於脊髓神經 S2-S4 的損傷，這也是副交感神經出來的位置，會有逼尿肌無收縮力的情況。膀胱適應性降低，導致有較高儲尿壓，應給予預防膀胱輸尿管尿液逆流（vesicoureteral reflux）的治療。薦髓脊髓損傷會產生尿道平滑肌弛緩不良的情況，張力固定導致排尿功能衰弱，應該給予間歇性清潔導尿的治療。自主神經反射亢進是一個自主交感神經的反射障礙，發生高於 T6 脊髓損傷。最常見的是當膀胱或是直腸受到刺激時，造成過度的交感神經反應。病人會產生頭痛、臉部潮紅、血壓升高、心跳加速、心率不整，並且在脊髓受傷部位以上皮節會冒汗。臨床上為了減少此種症狀，醫師會在膀胱鏡檢查之前，給予病患舌下 nifedipine。

　　至於其他的脊髓病變（spinal cord lesions）包括了頸部脊髓病變（cervical myelopathy）、橫斷式脊髓炎（transverse myelitis）、脊髓梅毒（tabes dorsalis）、脊髓灰質炎（poliomyelitis）、神經脊椎發育不良（neurospinal dysraphism）。其中橫斷式脊髓炎是感覺神經上的功能障礙，脊髓梅毒是自主性的神經功能障礙，尤其是感覺缺陷，神經脊椎發育不良是在胎兒時期脊柱（spine）沒有癒合在一起，形成了囊性脊柱裂（spinal bifida cystica）或是隱性脊柱裂（spinal bifida occulta），所以基本上這是屬於逼尿肌無收縮力，因此為了要避免過高儲尿壓力，應給予間歇性清潔導尿的治療。

　　其他的神經學病變方面，例如脊髓炎（transverse myelitis）也可能會在病毒感染後，產生突發性的排尿困難或是尿滯留，經過藥物治療後，此種脊髓炎所導致的下尿路症狀通常可以恢復。在尿路動力學上

常常表現的是逼尿肌反射亢進或是逼尿肌無反射為主。

　　有趣的是在一個報告中顯示，39 位具有人類免疫缺乏病毒（HIV）陽性的病人當中，87% 都具有尿路動力學上的不正常變化。其中 62% 經檢查可能來自於弓形蟲感染症（toxoplasmosis）感染的腦炎所導致，表現上也是以逼尿肌反射亢進為主，半數的病人在經過治療後都可以改善。因此在我們懷疑有神經性病變或是其他病變，病人有突然間產生的逼尿肌反射亢進以及膀胱儲存症狀時，應該仔細的進行尿路動力學檢查，並且懷疑顱內病變的可能性，也許可以提前發現這些病人的問題而加以治療。

　　此外，在脊髓損傷及病變的病人也可能會產生膀胱頸功能失調，病人未必有明顯的括約肌共濟失調，在錄影尿動力學上也可以看到無法開啟的膀胱頸以及開啟良好的前列腺區尿道（圖 2-3）。對於高位頸部脊髓損傷病人，逼尿肌尿道外括約肌共濟失調及逼尿肌收縮力低下也是常見的一些變化。這些變化會使得這些脊髓損傷的病人，產生無法排尿以及尿滯留的情形。

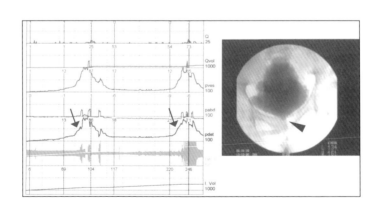

圖 2-3　脊髓損傷病人具有逼尿肌活性過強及尿道外括約肌共濟失調（箭號），同時可發現病人具有膀胱頸功能障礙導致膀胱出口阻塞（箭頭）。

🫀 遠端神經病灶

常見的有椎間盤突出（herniated intervertebral disc），椎間盤突出的位置是在後側方，所以不會產生馬尾症候群（cauda equina syndrome），壓迫位置主要是在 L4~S1，這也是承受身體壓力較大的位置，因此造成了逼尿肌無收縮力。逼尿肌無收縮力並不會因為接受椎板切除術（laminectomy）而改善。

馬尾病變最主要是會陰部感覺喪失（perineal sensory loss），因無法控制尿道括約肌而產生尿失禁。很多病人做過根治性骨盆腔手術（radical pelvic surgery），有 15%~20% 的病人有永久的神經性因排尿障礙，所以要檢查病人神經傷到哪裡，傷到何種程度，最後觀察病人神經再生（reinnervation）的情況是否良好。病患可能會有逼尿肌收縮力低下（detrusor underactivity）、不自主膀胱收縮（involuntary bladder contraction），造成膀胱纖維化、退化以及適應性降低，或者產生固定之括約肌張力（fixed striated sphincter tone）造成高膀胱內壓（high storage pressure）。為了要治療高膀胱內壓造成的上尿路病變，基本上還是要給予病人適當間歇性的導尿，不管是鼓勵病人去排尿，或是給予導尿都可以。

脊髓狹窄（spinal stenosis）在不同部位有不同表現，必須使用錄影尿動力學檢查才可診斷並治療。疱疹感染（herpes infections）常潛伏在神經節裡面，有報告指出復發之後造成急性尿滯留的病例。格林－巴利症候群（Guillani-Barre syndrome）是一種自主神經病變（autonomic neuropathy）疾病造成的排尿困難，給予間歇性清潔導尿或是藥物治療，使之能夠保持比較低壓的膀胱儲存，等到病情逐漸穩定時，膀胱功能自然就會好起來。

糖尿病的病患也是很常見到的，大約有 5%~59% 的病人都有神經性膀胱障礙，由糖尿病所造成的神經性膀胱障礙，稱之為糖尿病膀胱

病變（diabetic cystopathy）。周邊神經和自主神經都會受到影響，因為糖尿病的神經病變來自支配神經的小血管醣化後喪失功能所致，若感覺情況比運動好，症狀是膀胱過度膨脹，此時我們應該在適當的時間之內，請病患一、兩個小時去排尿，否則會讓膀胱受到傷害。至於運動神經病變（motor neuropathy）主要是逼尿肌收縮低下，發生在糖尿病中晚期，逼尿肌尿道外括約肌共濟失調在糖尿病患是無法看到的。

MEMO

_____

_____

_____

_____

_____

_____

_____

_____

Q2-1

脊髓損傷者無法排尿的原因？怎麼辦？

拔掉尿管訓練排尿，有尿但就是尿不出來，有什麼辦法？

Answer

　　拔掉導尿管卻尿不出來，可能是膀胱根本沒有收縮力，也可能是因為膀胱出口無法放鬆所造成的。如果膀胱沒有收縮力，不想放導尿管，可以考慮把膀胱頸切開，或是注射肉毒桿菌素，就可以排尿。但是，如果膀胱完全沒感覺，這樣子的治療可能會造成手術後的尿失禁，反而會造成另外一個問題。

　　膀胱有收縮力，但是膀胱出口阻塞，就要特別小心。因為膀胱有收縮力但無法將尿排出，會使得膀胱壓力往上衝，可能會影響到腎功能，或是造成腎盂腎炎。如果問題是在膀胱頸，可以將膀胱頸切開；如果問題是在括約肌，則可以用肉毒桿菌素注射在括約肌，放鬆尿道括約肌便可以自行排尿。

　　然而脊髓損傷的人，因為膀胱收縮力往往無法持續，因此仍然會有一些殘尿，有時還是要導尿。所以在治療前一定要經過評估，確定膀胱收縮力足夠，再來做這些手術，否則膀胱出口治療後放鬆了，卻還是解不乾淨，仍然需要自行導尿，有時候反而會造成既會漏尿、又需要導尿的兩個問題。詳細的檢查、判斷如何治療，才是最適合的排尿處置。

脊髓損傷病人的神經痛該怎麼辦？

我的尿道、龜頭等，抽痛得厲害，腰也痛得很厲害，需要掛哪一科的門診？

Answer

　　脊髓受傷的病人，如果是在薦髓以上的高位損傷，會因為膀胱反射亢進而產生膀胱收縮，這時尿道括約肌也同時會強烈的收縮，也就是所謂的尿道外括約肌共濟失調。這時候，病人會感覺尿道抽痛以及龜頭抽痛。其實，這些抽痛常常來自於強烈的尿道外括約肌收縮，所感受到的神經痛。

　　病人應該要注意有沒有尿路感染的發生，因為我們的膀胱感覺不靈敏，常常用各種神經反射亢進來表現。由於膀胱壓力高，有可能會造成腎臟壓力上升，因此也會有腰痛的情形，要檢查有沒有腎水腫或是尿路感染發生。建議可以到各大醫院的泌尿科掛門診，如果發現有問題，趕快用藥物治療，便可以解決。

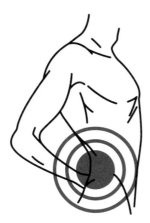

Q2-3

如何改善自主神經反射亢進（AD）？

請問有辦法改善當有尿意感時，有自主神經反射亢進的現象嗎？

Answer

　　AD 又稱為自主神經反射亢進，主要是因為高位脊髓損傷（T6 以上）造成的自主神經過度興奮。除了膀胱脹尿之外，尿路感染、便秘、下肢受傷，都可能會引起自主神經反射亢進。當膀胱有感覺時，代表膀胱反射已經增強，自主神經反射亢進自然會出現。

　　有自主神經反射亢進的病人常常會出現血壓上升、心跳減慢、受傷部位以上潮紅、冒汗、頭痛不舒服、四肢反射增強等等症狀。嚴重的話，甚至可能會出現腦中風。所以如果自主神經反射亢進經常出現，應該要檢查是否有膀胱過度脹尿、導尿管阻塞、有沒有尿路感染、或是便秘的情況，並加以解決，才能消除自主神經反射亢進。如果還是無法改善，那就要使用藥物治療或是膀胱內注射肉毒桿菌素，可以有效減少自主神經反射亢進的發生。

Q2-4

自主神經反射亢進的原因？

自主神經反射亢進的原因？

　　自主神經反射亢進是胸髓第六節以上的脊髓損傷病人常有的現象。最常發生在膀胱脹尿、膀胱發炎、或是便秘直腸脹滿大便時。有時患部下方，因為外傷或手術，也會引發自主神經反射亢進。發生自主神經反射亢進時，會讓血壓上升，有時候會出現中風的危機。因此，要特別小心排尿順暢，避免發炎，同時也要避免便秘。如果有自主神經反射亢進的感覺，最好趕快尋找原因。所以解決排尿是一回事，有時候大便不通也會引發自主神經反射亢進。所以請大家務必小心，如果有無法治療的自主神經反射亢進，趕快找醫師，好好的檢查一下。

Q2-5

脊髓損傷者的尿路動力學檢查

脊髓損傷者進行尿路動力學檢查，能夠看到什麼？

Answer

　　對於慢性脊髓損傷病人的排尿障礙，使用尿路動力學檢查，尤其是「錄影尿動力學檢查」，是很重要的。脊髓損傷的朋友在受傷之後，膀胱和尿道的變化仍然會持續地進行。有時候，會逐漸變成一個高壓力、萎縮的膀胱。脹尿的時候，膀胱壓力上升，就會影響到腎臟尿液往下輸送的功能。因此，如果沒有好好處理膀胱的排尿，就會造成腎臟水腫或是反覆腎盂腎炎。可是要處理膀胱的排尿，一定要知道膀胱的容量、壓力、有沒有膀胱過動，以及排尿時膀胱出口（包括膀胱頸

和尿道外括約肌）是否放鬆良好。如果是施行間歇性導尿的人，到底在多少容量的時候導尿，才是安全的？這些都需要利用尿路動力學檢查，才能得知。而且不是病情穩定之後，做一次檢查就可以，必須要每一、兩年追蹤一次。根據醫師判斷我們的脊髓損傷對於排尿障礙的影響，有些可能半年就要做一次，來決定後續排尿處置的原則。

　　有些人在受傷之後，很快就會出現膀胱輸尿管尿液逆流，使用尿路動力學檢查仍然不夠，此時就需要使用錄影尿動力學檢查，才能夠清楚的看到逆流的程度和在膀胱容量多少、壓力多少的時候會發生逆流，進而得知正確的自行導尿次數和安全的膀胱容量。不論如何，脊髓損傷病人終生一定要接受定期的泌尿系統檢查，按照醫師的指示，在固定時間進行尿路動力學檢查，才能夠保護泌尿系統健康，避免尿路感染以及腎臟功能受損，這是很重要的事！

Q2-6

夜裡尿片濕了，是怎麼一回事？

平常不會漏尿，最近早上起來發現尿片濕了，是怎麼一回事？

Answer

　　脊髓損傷的人，平常不會漏尿，但在晚上會漏尿。可能有以下幾個原因：

一、如果是高位脊髓損傷的病人，平常膀胱會有逼尿肌反射收縮，但因為尿道外括約肌共濟失調，所以白天不

會漏尿。但在晚上睡覺時，因為大腦休息了，所以尿道外括約肌也放鬆了，此時就容易因為膀胱反射收縮而漏尿。有時候也會因為最近水喝得比較多，使得膀胱容易脹尿，發生反射性收縮因而產生漏尿。另外，有可能最近膀胱發炎，造成膀胱過動變得比較嚴重，也會在晚上容易發生漏尿的情形。有這種現象，就應檢查尿液有沒有感染。

二、如果是低位脊髓損傷的病人，膀胱脹尿時雖然不會收縮，但隨著膀胱容量增加，膀胱內壓也會逐漸上升。當膀胱的容量超過尿道的阻力時，就會滲漏出來。如果最近一直有夜間漏尿的情形，要考慮是不是膀胱產生較為嚴重的萎縮，應該去檢查一下膀胱內壓是不是過高，或是檢查腎臟是否有水腫的現象。如果有這種情形，就需要趕快用藥物解決，讓膀胱壓力下降，才能保護腎臟免於受傷。當然，尿路感染也會使得膀胱壓力上升，造成漏尿，所以還是需要去檢查。

三、生活習慣的改變，比如說白天太累了，晚上睡覺時尿道肌肉放鬆得很厲害，或是水喝得太多，使得膀胱過度脹尿，產生反射增強的情形。要處理這種夜間漏尿的現象，除了吃藥降低膀胱壓力，檢查有沒有尿路感染並加以治療之外，有時候也要限制自己晚上喝水的量，或是在晚上睡覺前導尿，將膀胱清空，可以減少夜間漏尿的困擾。

Q2-7

自主神經反射亢進很厲害，怎麼辦？

我有很嚴重的自主神經反射亢進，受傷十幾年，一直都留置導尿管引流尿液。長久以來，醫師給我開了許多藥，用盡各種方法都沒有辦法改善自主神經反射亢進，怎麼辦？

Answer

　　高位脊髓損傷的人，只要受傷的部位在胸髓第六節以上，或多或少都會有自主神經反射亢進。自主神經反射亢進的出現，並不只在於膀胱脹尿，有時候直腸裡面塞滿了糞便，或是受傷部位以下肢體表皮受傷，或是有其他臟器的疾病，都會使得從這裡傳入神經增強，使得自主神經張力增加，而產生自主神經反射亢進。自主神經反射亢進會導致頭痛、血壓上升、患部以上皮膚潮紅、出汗、心跳減慢等作用。有時候，血壓會飆升超過 $200 \ cmH_2O$，甚至會出現腦血管出血的現象。因此自主神經反射亢進在脊髓損傷的人，是一種危險的症狀。

　　有這種自主神經反射亢進症狀發生的時候，一定要趕快尋找問題。例如，是不是膀胱脹尿解不出來，或是直腸裡面塞滿了大便，必須要趕快挖出來。常見發生自主神經反射亢進的原因，還有尿路感染。因此，所有人都應該要了解：自己有沒有自主神經反射亢進？在什麼狀況之下容易發生自主神經反射亢進？有自主神經反射亢進通常可以趕快找出問題加以解決，但有時就是放著導尿管，沒有尿路感染，也有可

能會產生自主神經反射亢進。主要的原因就是來自於膀胱萎縮，壓力上升。因此縱使是放著導尿管，也經常會因為一點點尿液積在膀胱內，就產生自主神經反射亢進。

有自主神經反射亢進的人真的很痛苦，常常沒有辦法做事情，甚至無法外出。全身一直冒汗，頭痛不舒服。在處理自主神經反射亢進上，可以先用藥物來放鬆膀胱，以及降低血壓，減少自主神經的張力。如果藥物治療效果不好，也可以考慮在膀胱裡面注射肉毒桿菌素，來減少傳入神經的興奮，減少自主神經反射亢進的強度，或是發生的次數。如果膀胱已經萎縮得很厲害，同時有膀胱輸尿管尿液逆流或是腎水腫的人，可以考慮將膀胱使用小腸擴大，同時切掉部分的膀胱，減少自主神經反射亢進的發生。

有些人的膀胱已經萎縮得很嚴重，有反覆尿路感染，這時候也可以考慮使用一段小腸做一個尿改流，直接將尿液從小腸接到下腹部的小腸造口，讓尿不要經過膀胱流出來。只要膀胱不再脹尿，沒有尿路感染，來自於膀胱的自主神經反射亢進自然就會消失。不過要注意的是，自主神經反射亢進不是只有來自於膀胱，也有可能來自於排便困難或是下肢的受傷。所以縱然泌尿系統的自主神經反射亢進解決了，其他系統造成自主神經反射亢進的可能性還是存在，仍然要小心處理才可以。

脊髓損傷的
排尿處置
03

泌尿小學堂

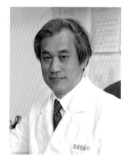

花蓮慈濟醫院泌尿部
郭漢崇 主任

脊髓損傷（spinal cord injury）由於受傷位置不同，會有各種不同的神經病變的表現。而在同一病變也可能由於時間以及後續排尿照護上的不良而有不同的結果。這些變化不只會影響到病人的排尿狀況，也可能會影響到病人的腎功能。對於不同的病人、不同的傷害，我們應有不同的治療方向。

對於一個脊髓損傷的病人，我們不只要治療他的排尿問題，還要治療他的人，甚至他的整個家庭。因此對於病人的病情、預後、家庭經濟環境、居家照顧的可能性等，都應深入了解，以便提供最好的處置。例如對於一個

四肢癱瘓的脊髓損傷病人，不能期待他自行導尿，如果他的家人亦無法為他導尿，則尿道內切開術將是解決他排尿問題的最佳治療。病人無須更換導尿管，無須擔心尿路感染問題及服藥問題，也不會影響到腎功能，只要有尿套及尿袋即可提供他排尿處置。

相反地，對於一個只有薦髓脊髓損傷的病人，病人可以工作、可以行動，對於其高壓萎縮的膀胱，可以使用膀胱擴大整型術或人造膀胱，使其膀胱容量增大、膀胱內壓下降，病人再改以間歇性導尿或使用腹壓排尿，不但可以解決其排尿問題，病人不會再有尿失禁，腎功能得以維持正常，甚至病人仍可重新得到膀胱脹尿的感覺，身上也不再需要攜帶導尿管或尿袋。

良好的泌尿系統生理

在決定一個慢性脊髓損傷膀胱如何提高生活品質時，我們必須建立良好的泌尿系統生理狀態。在處理的優先順序依次為：（1）維護正常的腎功能，（2）避免尿路感染之發生，（3）順利排空膀胱尿液，（4）尿不失禁，（5）減少各式導尿管的使用。

通常一個脊髓損傷者如果能達到以上五項要求，便能擁有一個穩定且良好的泌尿系統生理狀態。可是如果無法滿足每一項，則宜由一至五項之順序，逐一達到目標。當然我們在治療時宜先採用非侵襲性、藥物治療，如果仍然無法有效達到目的，則外科手術在所難免。外科手術的施行仍應視病人的自理能力、家庭支持度以及個人喜好來選擇，並非醫師所選的手術就是最符合病人需要的治療方式。

在病人初期情況不穩定之時，自行清潔導尿可能必須立即開始，但如果人力不足或是需要密切觀察每日排尿量時，亦可以給予連續性的留置導尿管引流。我們可以給予恥骨上引流或經由尿道導尿，以解決初期的尿液引流問題。為了避免尿道發炎以及日後尿道狹窄等問題，

可能在男性以恥骨上引流較好。不論是哪一種方法，都必須在此一時期注意，不可造成膀胱過度脹尿，否則可能會造成逼尿肌，或膀胱肌肉間神經纖維的傷害，造成日後復原的困難。當脊髓損傷病人的病情穩定之後，逼尿肌反射及收縮力亦逐漸恢復，我們便可以開始以恥骨上敲擊法、Crede 壓迫法或肛門周圍的刺激法，以達到逼尿肌收縮及排尿的目的。此時雖然病人可以解尿，甚至殘尿很少，我們亦應注意膀胱的後續變化以及殘尿量的變化，因為上尿路的變化可能在不知不覺中逐漸形成。

　　不論是哪一種治療方法，膀胱都有可能進展成為一個縮小、纖維化、內壓高的低適應性膀胱。此時反覆性尿路感染、膀胱輸尿管尿液逆流或腎水腫便接踵而來，這些常發生在脊髓損傷後五至十年之間，病人往往在不自覺下出現貧血、高氮血症等症狀才來就醫。在脊髓損傷的泌尿系統變化上，會隨著時間變化而有不同的改變。長時間的導尿管留置，會造成一個攣縮性膀胱，兩側輸尿管尿液逆流往往也會產生，進而導致腎元的喪失及腎衰竭。有些看似正常而穩定的膀胱，也會逐漸形成高壓性萎縮的膀胱，終至發生阻塞性尿路病變，同樣會產生腎衰竭。因此長期對脊髓損傷病人的追蹤乃是必須的。

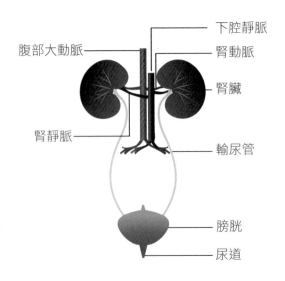

下腔靜脈
腹部大動脈
腎動脈
腎臟
腎靜脈
輸尿管
膀胱
尿道

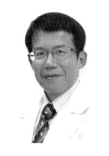

恩主公醫院泌尿科
王炯珵 主任

神經性因排尿障礙之處置

　　慢性脊髓損傷會造成各種不同的膀胱及尿道功能失常，這些脊髓損傷後的神經學變化，會導致病人產生各種不同的泌尿系統症狀及併發症。上尿路功能惡化與尿道漏尿壓力及膀胱內的狀況，有相當密切的關係。持續性的高膀胱內壓（超過 40 cmH_2O），對於脊髓損傷病人的尿液逆流是一個危險的跡象，使得脊髓損傷病人產生反覆性尿路感染、上尿路擴張，最後造成末期腎衰竭（圖 3-1）。過去的研究顯示，積極的泌尿科處置可以減少脊髓損傷病人因為尿路感染所造成的死亡率，並且可以提供他們較好的生活品質。當我們在處理脊髓損傷病人的泌尿系統後遺症時，應該要考慮以下幾個重要因素，包括：維持或保護正

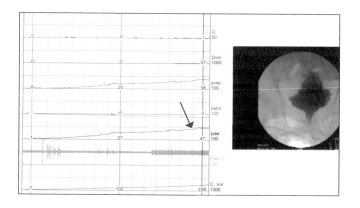

圖 3-1　慢性脊髓損傷病人形成一萎縮高壓性膀胱，膀胱內壓超過 40 cmH_2O（箭號）容易影響腎功能。

常的腎功能、使病人免於尿路感染、免於長期留置導尿管，及盡可能維持尿不失禁。此外，病人能夠自我處理排尿的方便性以及其家庭照顧的方便與否，都是列入考慮的因素。

對於脊髓損傷病人來說，膀胱處置的最終目標是在於達成一個能夠充分排空膀胱、維持一個低壓力之尿儲存、以及排尿時較低膀胱內壓的狀況。這些情況可以避免病人尿路感染、膀胱壁受損、膀胱過度脹尿、膀胱輸尿管尿液逆流及形成尿路結石等問題。如果病人手部功能正常，可以教導他間歇性自行導尿。如果病人仍有腎臟水腫或是反覆的尿路感染，則可以考慮使用手術的介入性治療，來增加病人的膀胱容量、減少膀胱內壓、或降低膀胱出口阻力（圖 3-2）。

手術的處置包括膀胱擴大術、禁尿性尿改流、禁尿性膀胱造瘻，及尿道外括約肌切開術等。也可以使用尿道周圍注射法，來治療尿道括約肌缺損的病人。對於女性病人可給予恥骨陰道吊帶手術，來治療其無功能性尿道，也可考慮植入人工尿道括約肌以解決其尿失禁的問題。給予病人積極的泌尿系統處置來解決其排尿症狀，同時要充分考

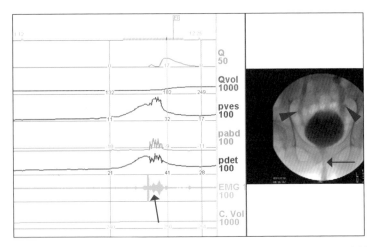

圖 3-2　慢性脊髓損傷病人發生逼尿肌尿道外括約肌共濟失調（箭號），同時有兩側輸尿管尿液逆流（箭頭）。

慮到所提高的生活品質與病人自我處理能力，以及家庭支持方便性的
平衡。

間歇性清潔導尿

　　間歇性清潔導尿是指病人在沒有消毒，但是尿道口必須在清潔的
狀態之下，由病患自行放置或由旁人放置導尿管的一個排空膀胱尿液
之方法。在經過技術指導之後，通常病患或是其家人都可以輕易的執
行此種尿液排空的動作。必須注意局部的清潔以及導尿管充分的潤
滑，只要按照規矩以及一定的時間來進行導尿，間歇性清潔導尿〔clear
intermittent catheterization〕或是間歇性自行清潔導尿〔clear intermittent
self catheterization〕並不會導致病人尿路感染的惡化，反而會有改善。
如果不遵照正確的技巧，或是不在適當的時候導出適量的尿液，則很
可能因為膀胱過脹或是導尿管碰觸汙染，而導致尿路感染的發生或惡
化。因此，在決定給予病人間歇性清潔導尿或是間歇性自行清潔導尿
之前，應該要仔細評估病人的膀胱容量及膀胱內壓，以避免導尿時間
以及排尿量的不適當情形。

留置導尿管及膀胱造瘻術

　　對於一些重病在床或是無法移動的病人，給予間歇性清潔導尿必
須有足夠的護理人力或是家庭支持。如果這些都缺乏的時候，可以以
留置導尿管或是恥骨上造瘻來代替間歇性清潔導尿，只是必須定期更
換導尿管，在照護上仍然十分方便。但長期留置導尿管的病人，可能
會有膀胱結石發生，或者是有症狀性的尿路感染。病人可能因為長期
尿液引流而導致膀胱攣縮，或是有膀胱輸尿管尿液逆流。在女性病人
也可能因為排便及使用尿布的關係，而造成糞便汙染尿道口，進而令

細菌沿著尿道導尿管進入膀胱產生尿路感染。因此，在這些情況考慮下，也可以使用膀胱造瘻來代替經尿道留置導尿管（圖 3-3）。

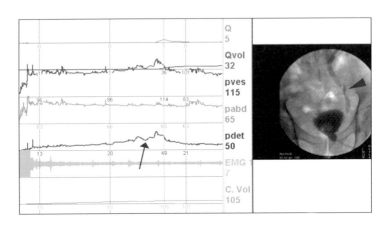

圖 3-3　慢性脊髓損傷者膀胱萎縮，脹尿時膀胱內壓高（箭號），且有膀胱輸尿管尿液逆流（箭頭），不適合間歇性自行導尿。

　　膀胱造瘻雖然是個簡單的手術，但有時也會因為病人原先接受過骨盆腔放射性治療，或是骨盆腔器官根除手術，而導致小腸沾黏於膀胱上，在手術當中產生腸道穿孔的併發症。不論是留置導尿管或是膀胱造瘻，長期置放導尿管於膀胱內，都可能使得膀胱黏膜受到刺激而產生黏膜變性，甚至膀胱癌發生的可能性，必須加以注意。

　　使用恥骨上膀胱造瘻來做為尿液引流，或是排尿訓練的方式有好有壞。在好處方面可以方便的讓病人或其家屬執行排尿訓練，而無需定期使用清潔導尿。在男性病人經由膀胱造瘻引流可以減少生殖道的感染，尤其是前列腺炎或是副睪丸炎。在女性病人也可以減少糞便汙染，造成尿路感染的危險。這個手術簡單易執行，但是仍然需要在術後局部照護及換藥，而且必須定期更換導尿管。手術當中可能產生腸道受傷穿孔的危險，而且在手術後導尿管不能拔除。病人身體狀況不好時，有時也會產生導尿管周邊的感染，以及肉芽組織的生成或是出血等併發症。

🫀 泌尿處置後生活品質之提高

　　脊髓損傷對於病人身體及情緒是一個相當大之傷害，而對於病人的家庭及社會而言，也是一項沉重的負擔。當病人復健趨於穩定後，他們的泌尿系統仍然會隨著時間而有惡化之可能。因此對於脊髓損傷病人的排尿障礙照護之考慮，應該是多方面性且廣泛性的。

　　在過去，大部分的臺灣脊髓損傷病人通常是放置一條留置導尿管，以解決其排尿訓練失敗之問題。有時候醫師也會在恥骨上做一膀胱造瘻，並且囑咐病人要定期更換，用這種簡單的方式來處理脊髓損傷病人的排尿問題。有一些病人在發病早期，醫院內的復健訓練到可以達到穩定的膀胱，可是當他們回家之後，卻逐漸失去規律性的排尿，導致泌尿系統併發症的產生。這些病人往往會出現較低適應性的膀胱，並且逐漸產生尿失禁或腎水腫等問題。

　　脊髓損傷病人最大的泌尿系統問題在於無法完全排空尿液、反覆性尿路感染、尿失禁及上尿路變化。這些問題如果不能好好加以治療，將會使得病人生活品質極為低落，時常就醫，甚至導致日後提早發生腎衰竭而死亡。

　　過去針對臺灣東部脊髓損傷病人給予積極性的泌尿系統處置，結果發現有 31% 的病人，都可以使用外科手術方式來治療其泌尿系統併發症，並且提高其生活品質。雖然有些病人在治療之後並不滿意其結果，可是在臨床上其泌尿系統功能的恢復及併發症的改善卻是相當不錯。使用積極性泌尿系統處置可以有效地治療病人反覆性尿路感染、腎水腫、膀胱輸尿管尿液逆流以及尿失禁等問題。

　　在這些治療當中，尿道外括約肌切開術可以有效地治療病人的反覆性尿路感染、難以治療的自主神經異常反射，以及逼尿肌尿道外括約肌共濟失調。而使用腸道膀胱擴大整型術及可禁尿性尿改流手術，也可以提供病人以下的好處：（1）增加膀胱容量，（2）降低膀胱內壓，

（3）使病人重新恢復可禁尿性，（4）使病人重新獲得膀胱脹尿的感覺。

雖然手術處置的成效對於治療慢性脊髓損傷病人來說相當良好，但是也不能作為所有病人處理排尿障礙時之第一選擇。對於這些病人應該先提供一個非手術性的處置，例如藥物治療、間歇性自行清潔導尿或物理治療。有一些病人的低適應性膀胱或逼尿肌反射亢進，可以有效地使用藥物來作保守治療。使用間歇性自行清潔導尿對於排空膀胱尿液、減低膀胱內壓、保護上尿路功能，也可以提供一個相當良好的治療結果。

近年來使用 neuromodulation 神經刺激器來促進脊髓損傷病人的下尿路功能，也可以有效的消除病人的逼尿肌反射亢進，並且促進其排空膀胱的功能。而使用膀胱內注射肉毒桿菌素也已經呈現出相當良好的遠程效果，可以有效地控制病人之逼尿肌反射亢進，甚至消除其自主神經反射亢進。泌尿科手術治療應該是留在最後一步，只有當這些脊髓損傷病人的症狀無法用藥物和其他非手術治療控制，或者已經產生明顯的併發症時才來施行。

使用生活品質指數來評估脊髓損傷病人接受積極性泌尿系統處置後的生活品質，顯示出接受積極性處置的病人比沒有接受治療的病人，其生活品質指數明顯地提高。在考慮為脊髓損傷病人進行泌尿系統處置時，應該有以下優先順序之考量：（1）維持腎臟正常功能，（2）預防尿路感染的發生，（3）完全排空膀胱內尿液，（4）讓病人擺脫留置導尿管的問題，（5）尿不失禁。

研究顯示，接受積極性的泌尿系統處置之脊髓損傷病人，有 80%對於治療的結果相當滿意。對於慢性脊髓損傷病人而言，排尿障礙對於其生活品質是最重要的問題之一。因此，對於這些慢性脊髓損傷病人，應該以一個更加積極的態度來處理病人的排尿問題，進而增進其生活品質。

MEMO

高位脊髓損傷的尿液量突然變多的原因

我是胸髓第四節完全損傷約十一個月的傷友，膀胱容量約 200 毫升會漏尿，我平常是吃尿滯留的藥促進收縮，平常均使用尿布。一日導尿約四次左右，平均餘尿大約 100~200 毫升。雖然還是很多，但還沒感染。但今日有特殊狀況，早晨起床發現尿套量少，且半夜有腹部張力出現，驚覺不對勁導尿後竟然有 1,000 毫升，而後虛脫休息整日排尿正常，結果傍晚洗澡導尿竟又出現 800~900 毫升，最近一年來都沒遇過這類問題，雖無不適但覺得十分危險。

請問：

1. 這有可能是什麼原因造成？
2. 我的尿液還算乾淨無感染情形，目前是打算限水及每四小時即導尿，避免再發生，還能有什麼作為，可以來保護？
3. 是否要回泌尿科檢查是否有傷害及找出原因？
4. 需要先暫時使用留置型尿管來避免嗎？

Answer

你的問題應該是自律神經反射過強，導致膀胱出口阻塞。但是尿多還是水喝太多所造成的，建議先限制喝水量，並且放留置導尿管，讓膀胱休息，免得膀胱過脹影響到腎臟功能。應該要做排尿功能檢查，再進一步治療。

另外有一種可能，就是你有尿路感染，使得膀胱的反射增強，造成膀胱頸及尿道外括約肌張力過高，而產生急性膀

脫出口阻塞，所以導尿時尿量過多，而膀胱竟然沒有感覺。

如果有這種情形，不妨先留置導尿管，讓膀胱有充分的引流，然後大量喝水，同時去看醫生，檢查尿液是否具有感染。如果有這種問題，也可以服用藥物來放鬆膀胱頸及尿道外括約肌。

膀胱過脹，可能會產生膀胱肌肉的受傷，更會傷到膀胱的神經，使得膀胱暫時失去收縮力，必須仔細檢查。

Q3-2
脊髓損傷者的漏尿問題

以前我都是想小便時再拍尿，所以平時尿袋都是乾的。最近年紀大了，有時尿乾淨了，沒多久還會漏出一點點尿到尿袋上，是什麼原因？

Answer

小便到最後還會滴滴答答的，可能還是膀胱收縮力逐漸減弱，或者是尿道括約肌提早收縮。如果沒有排尿困難的現象，就這樣多拍幾下讓尿得乾淨，是沒有關係的。

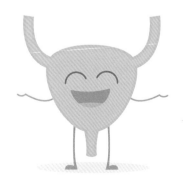
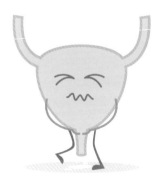

Q3-3

正常的膀胱容量與導尿原則

請問導一次尿，多少毫升算是正常呢？長期超過時間沒導尿，會有什麼後遺症嗎？我受傷到現在四年半都沒做過腎功能檢查。

Answer

　　沒有受傷的人，一般膀胱可以裝到 500 毫升，壓力不會太高，也不會影響到腎臟。但是有脊髓損傷的人，膀胱的安全容量就要看膀胱反射強度以及膀胱的適應性來決定。一般如果膀胱的內壓小於 30 cmH_2O 的容量算是正常，可是因人而異，有些只有 100 毫升，有些可能可以到 500 毫升。最重要的是須經過醫師的診斷，確定你的膀胱安全容量。不管是自行導尿或是自己解尿，都要小於可接受的安全容量才可以。否則日子一久，就會影響到腎臟，造成腎水腫或是反覆性的尿路感染，對身體不好。

　　會漏尿的人，通常膀胱壓力高就會漏出來，雖然尿失禁很麻煩，但卻保護了腎臟。不會漏尿的人也不能太放心，因為可能是尿道括約肌太緊張，會使得膀胱處在一個較高的壓力，對於腎臟反而不好。所以有脊髓損傷的人，不管是哪一個部位受傷，都必須定期檢查。最好根據醫師的指示，每一到二年就要檢查一下腎功能及膀胱的壓力，確定最安全的膀胱容量，再來進行排尿處置。

Q3-4

頸髓受傷者的排尿導尿方法

我先生六十五歲,頸髓第四、五節損傷,109 年 7 月底受傷,12 月中可自行排尿,每次的尿量並不多,但次數較多,白天在馬桶上尿,沒有漏尿及滲尿。夜間考量睡眠品質及行動不便而插導尿管(雙管打水球),十二小時約 1,600 毫升,請問這樣的訓練可以嗎?

Answer

　　頸髓受傷的人,因為膀胱反射亢進,同時有膀胱頸自主神經共濟失調,所以排尿會有些困難。到了晚上睡覺時,則因為尿道括約肌放鬆,有時候會有輕微的尿失禁。白天病人坐在輪椅上,下肢下垂,到了晚上躺平,血液回流心臟增多,確實夜間的尿量會比較多。所以留置導尿管使其膀胱引流乾淨,是一個好的方法,也可以避免膀胱過度脹尿造成的傷害。但是這樣子可能經濟上負擔比較重,如果可以使用藥物治療,讓尿道括約肌和膀胱頸比較鬆,也許即使不放尿管也可以自己解小便。

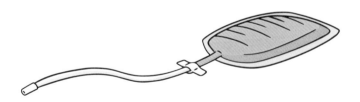

脊髓損傷者的反射性排尿

因為膀胱反射亢進，所以白天常有急尿感，大約一個多小時左右就有感覺，通常可尿出來。請問這是正常反應嗎？

Answer

　　脊髓損傷的病友，如果是高位損傷，通常會有膀胱反射亢進。如果可以自行排尿，表示逼尿肌尿道外括約肌共濟失調較為輕微，但是也要注意尿有沒有排乾淨。有時候急尿感較為嚴重，晚上頻尿、急尿、甚至尿失禁也會出現。如果最近急尿感比過去嚴重，或是尿失禁變得比較明顯，雖然不一定會有膀胱疼痛，也要注意尿路感染的可能性。去驗個尿，測一下殘尿量，多少可以保護膀胱。

　　其實對於神經性膀胱的膀胱反射亢進，現在已經有很好的藥物可以控制。如果較為嚴重，也可以考慮膀胱內注射肉毒桿菌素，來改善排尿的品質。

脊髓損傷者的拍尿方法和原則

壓迫或敲打下腹膀胱反射排尿會造成膀胱壓力上升，可能會損傷腎臟或膀胱，到底拍尿是身體放鬆再用力壓好，還是用力尿比較好？

　　脊髓損傷者排尿時膀胱反射亢進，但是膀胱頸或是尿道外括約肌也會有共濟失調的情形，也就是說，當膀胱在收縮時，尿道外括約肌反而會跟著收縮，使得尿液無法順暢的排出來！這時我們有兩種方法可以幫助排尿。

一、在高位損傷的人，可以輕輕的用手敲下腹部，或是用指頭騷刮我們的大腿內側，這是一種誘尿的動作，這個動作可以促使尿道外括約肌放鬆。尿道外括約肌放鬆了，膀胱的反射性收縮就會增強，進而排出尿來。這種刺激性排尿必須要反覆的做，才能把大部分的尿液排空，縱使如此，有時候還是免不了會有一些殘尿。另外一種方式是用腹壓壓尿。其實排尿時，使用腹壓並不能真正讓尿道外括約肌放鬆，所以如果膀胱正在收縮時，尿道外括約肌緊閉著，使用腹壓壓肚子，反而會造成膀胱內壓力過高。如果病人有尿液逆流，用腹壓會使得尿液逆流的更嚴重。膀胱壓力過高，也會造成腎臟的負擔太重。長久以後，還是會影響腎功能。

二、在低位脊髓損傷的人，膀胱通常沒有收縮力，尿道外括約肌通常較為鬆弛，但是在排尿時也沒有辦法放鬆。因此醫師會建議大家用肚子用力或是用拳頭壓迫，讓尿液排出來。因為這時候尿道外括約肌並沒有緊縮，所以使用腹壓，能夠把尿液往外壓出，一直到壓乾淨為止。因為壓尿的時間不長，所以對於腎臟影響比較少。

　　不管是哪一種刺激尿、誘尿、或是壓尿，都要經過醫師確實診斷膀胱適應性良好，膀胱內壓在脹尿時不會太高，而且在排尿時尿道外括約肌沒有共濟失調。醫師會建議你使用何種排尿的方式最適合。如果醫師建議你用間歇性導尿，那就不要改用其他的方法。除非經過檢查之後確定可以使用壓尿、誘尿、或是刺激的方法來排尿，你才能用。不要自作主張，免得發生問題。

Q3-7

頸髓受傷的萎縮性膀胱和瘻管問題

我是不明原因的病毒感染頸髓第四節不完全損傷，至今十一年了。剛開始是定時導尿加上漏尿，二、三年後因漏尿後餘尿差不多 100 毫升，久而久之就沒有再導尿。做過腎臟超音波、抽血都正常，過幾年之後，漏尿僅限於平躺時發生，所以久坐時會感覺尿道口在收縮，卻沒有尿液出來，要等完全平躺才會不斷的漏尿。如果要出遠門，我就會放上尿管，回家後再取下。但在某次水球掉出來導致尿道受傷，傷口照顧了很久，好了以後就維持平常漏尿包尿布。又過了幾年，出門前要自行放尿管卻發現很難插進尿道，到醫院連護士也很難放進去，最後是由泌尿科醫生親自放，才將尿管順利放進去，醫生說這是因為尿道萎縮。這幾年很少泌尿道感染，且次數少於五次。兩年前大腸癌手術之後發現膀胱與陰道間有瘻管，尿液會從陰道流出，醫生認為瘻管並非完全是手術造成，有可能是膀胱萎縮造成，所以泌尿科醫生告知尿管須長期放置，避免瘻管愈來愈大，請問：

1. 瘻管真的不需要補起來嗎？
2. 目前長期放置尿管，膀胱萎縮怎麼辦？
3. 有沒有更好的方式，可以照顧自己目前的泌尿系統？

Answer

　　首先，C4 的頸髓受傷會導致膀胱反射亢進，同時有尿道括約肌及膀胱頸的共濟失調。所以你剛開始沒有辦法排尿，需要定時導尿，但是膀胱仍然會繼續的萎縮。因為受傷已經十一年了，所以膀胱萎縮、內壓高，可能持續產生發炎。在你發生導尿困難的時候，可能就已經因為膀胱發炎而有尿道括約肌緊張過度的情形，才無法放置，但是尿道並不會萎縮。

　　至於你的膀胱陰道瘻管，應該還是手術造成的。膀胱萎縮只會讓膀胱壁變厚，不會造成瘻管。但是如果是因為導尿困難，或是放置導尿管時沒有放入膀胱，水球留在膀胱頸部，會導致導尿管水球壓迫尿道而缺血，是可能造成尿道陰道瘻管，而不是膀胱陰道瘻管。至於有陰道瘻管，可以修補，沒有什麼困難。

　　但是你的膀胱萎縮，可能需要進一步治療。我想沒有人願意一輩子都包著尿布。我不知道你的手功能如何？如果手功能還好，應該可以對於下尿路進行重建手術，讓你可以經由身上其他的部位導尿。例如肚臍或是下腹部的造瘻口，而將膀胱頸關閉，不要漏尿，生活品質也會比較好。可能要找時間徹底的檢查以及治療。我不知道你今年幾歲，但是應該還沒有很老，未來的日子還很長，希望你能有一個健康、高品質的排尿處置。

頸髓受傷者的自主神經反射亢進

我是彰化人，因車禍傷到頸髓第五、六節，完全性損傷，已經受傷三十年了。一直以來解尿方式都是感覺、有自主神經反射亢進（AD）的反應時，自己會排，排出一次的尿量約150~200毫升，殘尿量約100毫升以內。

現在較困擾我的是，感覺膀胱尿量較多時，腰部張力特別強，強到已經影響睡眠及日常生活，自主神經反射亢進產生時解完尿，明顯張力有較緩解，請教：

1. 我腰部的強烈張力有可能是膀胱問題所引起的嗎？
2. 要是有，可能有哪些處置或建議治療的方法呢？平時我有定期去醫院做膀胱及腎臟超音波，醫師都說正常也沒尿液逆流的問題。

Answer

　　頸髓受傷的人，因膀胱神經反射時會伴隨有自主神經反射亢進。因此嚴重的時候會發生自主神經反射亢進。所謂AD，就是自主神經反射亢進。經常發生在胸髓第六節以上，完全性脊髓損傷的病人身上。AD發生的時候，會有頭痛、潮紅、盜汗、血壓上升、心跳減慢，有時嚴重會出現腦中風。AD常常是因為膀胱脹尿、尿路感染、大便便秘、或是下肢受傷發生。如果發生這種情形，應該趕快檢查是否有膀胱脹尿，或是尿路感染。如果已經幾天沒有大便，也要趕快請人把肛門裡面硬的糞便挖出來，才能解決AD的問題。

因為有 AD，所以造成膀胱頸排尿時放鬆不好，導致膀胱殘尿過多。因為膀胱壓力過高，也會造成腎臟壓力上升，產生腰痛、腎水腫、或是腎盂腎炎。這些都是相當高危險的問題，必須趕緊解決。

　　當有嚴重反覆的 AD 發生時，不妨放置導尿管，讓尿能夠充分的引流，就可以減少 AD 的程度。同時也要定時服用藥物降低膀胱的壓力，以及服用放鬆尿道外括約肌和膀胱頸的藥物。如果藥物治療無效，可以先考慮肉毒桿菌素注射在膀胱以及尿道外括約肌。真的很嚴重時，需要進行尿改流，將尿液利用小腸做成一個通道引流出來。膀胱不再脹尿，就不會尿路感染，自然 AD 就會消失。每一個頸髓受傷的人，都有不同程度的 AD，應該要詳細檢查趕緊治療。

Q3-9

膀胱訓練會血尿嗎？

我以前膀胱容量有 1800 毫升，可是有褥瘡後插尿管，膀胱容量變 100 毫升，插了四年，現在要訓練膀胱，綁尿管只要一個小時就血尿了。

1. 我要怎麼把膀胱容量變大？
2. 我現在如果拔尿管，不到一個小時就要導尿。我目前在讀夜校，這樣上課不方便，膀胱要如何擴大？要開刀嗎？

Answer

　　一般人的膀胱容量最多大約是 600 毫升，1,800 毫升應該是不正常的膀胱擴大。通常會讓膀胱處在壓力非常高的狀

態，也容易造成腎臟水腫或是尿路感染。也因為你的膀胱過度脹尿，才會造成尿路感染或是腎臟水腫，因此才需要插上尿管來保護腎臟。但是插上尿管之後，膀胱會逐漸萎縮，所以膀胱容量變得很小。也因為膀胱的適應性變差，壓力很高，所以只要把尿管綁起來，膀胱表皮就會破裂，然後出血，甚至會有感染的現象。

如果要把膀胱擴大，其實只要使用腸道擴大整型手術，就可以將膀胱恢復到600毫升以上。但是還是需要定時導尿，才能夠改善膀胱狀況，找時間再檢查一下，就可以知道真正的原因。我不知道你受傷的部位在什麼地方？如果是在胸髓或是腰髓，自己導尿如果沒有問題，應該可以照這樣做。但是，如果你的受傷是在頸髓，沒有辦法自己導尿，那麼在處理上就要另外想辦法了。如果膀胱還沒有很小，可以將膀胱肌肉層撥開，如果膀胱已經萎縮得太小，就必須用一段小腸來加以擴大，總之手術是必要的。

Q3-10

脊髓損傷者的神經感覺和反射問題

請問是不是可能膀胱本身會有過度的萎縮，以及膀胱會發生過動的現象？腸道中有氣體未能排出，以及更換導尿管之後，陰囊的地方會有不舒適的情況產生？護理師說明是因為碰觸到的神經反射現象，以及膀胱過動的情形而產生，腸道中的氣體未能排出，導致壓迫到膀胱無力的導尿管神經。因

為導尿管插得太進去,疼痛不已,而且血尿,我卻不自知,直到通知護理師前來才了解,導尿管拉得太上頭,尿液也不能排放,都由尿道排出,種種的狀況真的層出不窮。

你這個問題其實很重要,我們要知道身體上的任何感覺,其實常常是相連的。不管是從肢體或是內臟所傳進去中樞神經的感覺神經,走到脊髓是靠在一起的。因此,任何脊髓的損傷或是發炎,常常會使得這些感覺神經有共同的傳遞路徑。因此,有些人膀胱過動或膀胱發炎時,連帶也會產生一些肢體部位的疼痛或是反射增強。而在膀胱過動增強時,也會引起腸道的臟器反射性的蠕動變強。排便不順時造成的直腸擴張,也常常會造成膀胱的反射增強,以及括約肌放鬆不良等狀況。因為我們有一些共同感覺區,去支配不同部位的肢體或是內臟,因此,當膀胱受到刺激或是有發炎的時候,也會產生一些相關部位的疼痛。當然,當導尿管放置不好,造成出血、疼痛,是因為局部的刺激。但相關的部位反射亢進,或是疼痛的產生也會增強,這是我們應該要了解脊髓損傷後感覺神經增強的一些病理生理學。

Q3-11

自行導尿管的選擇和注意事項

我是 107 年 8 月 1 日脊髓中風的男性傷友，傷在 T10，肚臍以下神經損傷，到現在還站不起來，大小便失禁。小便目前是用拋棄式導尿管，會用到大棉花棒、碘酒、生理食鹽水、凝膠、無菌手套、濕紙巾、酒精、尿壺。如果外出或門診復健導尿，覺得要帶很多東西。若改用重複型導尿管，除了方便，消毒該注意哪些，才比較不會感染？

Answer

肚臍以下沒有感覺，也無法行動，應該是 T9、T10 完全性脊髓損傷。這樣的損傷會造成膀胱反射亢進以及逼尿肌尿道外括約肌共濟失調，但不會有膀胱頸功能失調的問題。

間歇性清潔導尿 (CIC) 是一個相當好排空膀胱的方法。不過一定要確定你的膀胱容量足夠，膀胱反射的時候壓力不會太高，而且每年至少要檢查一次膀胱功能，確定自行導尿的量以及一天幾次是最適當的。

使用自行導尿管可以用拋棄式，也可以用重複使用的。現在醫療器材行可以買到的重複使用導尿管（Cliny），因為有容器可以裝消毒液，攜帶方便，外出時也不需要有太多的裝備，所以大部分的人都用這種牌子。因為你沒有做過膀胱擴大，所以只要用小號的導尿管就可以。

所謂的自行清潔導尿，它的精神是在於間歇性、清潔、自行、導尿。也就是說，並不需要無菌操作。但是我們還是會

建議，如果方便，在導尿時還是要消毒尿道口，因為尿道口有很多細菌，消毒之後再導尿會比較安全。

間歇性自行導尿，最重要的就是要確定你導尿的次數，以及每次導尿時膀胱的容量是合適的。因為有些人膀胱反射亢進，時日一久，膀胱逐漸萎縮，膀胱容量變小，脹尿的時候壓力上升。如果沒有定期檢查膀胱壓力，有時候經年累月用同樣的導尿次數，會使得膀胱逐漸受損，不但容易產生尿路感染，也會影響到腎臟功能。所以，每年做一次檢查是絕對需要的。

至於有沒有無菌，並不是那麼重要。因為導尿時會把膀胱裡面的尿液都導出來。所以縱使有一些細菌從尿道口被帶進去，當導尿完畢之後，也會隨著尿液流出來，只要導尿的時間不會太長（一天至少要五至六次）。你所說的那些裝備都非常好，只要能夠準備好，放在一個小盒子，隨身攜帶。其實執行自行清潔導尿，我們還是會建議必須做消毒會比較安全。

此外，在進行自行清潔導尿的脊髓損傷病友們，家裡一定要備著抗生素、止痛藥、還有一些退燒藥。如果發現尿液相當混濁，有出血，或是膀胱有產生漏尿的情形，就把它當作是細菌感染，先吃抗生素再說。如果沒有改善，再趕快就醫，這是我們應該有的基本健康小常識。

Q3-12

留置導尿管仍然會滲尿的原因

我平常在家沒用導尿管，排尿是用敲打膀胱的方式，出門時會插導尿管，但是尿液有時不會在尿管排尿出來，反而會從尿道口排出，為什麼呢？

Answer

你可以用敲打誘尿排尿，表示你的膀胱還有反射，可以利用敲尿的時候，放鬆尿道外括約肌，促進膀胱的排尿。正因你的膀胱有反射，所以有時候你放導尿管時也會刺激到膀胱，產生排尿的收縮。所以縱使有導尿管在，有時也會從尿道旁邊漏尿出來。這種情形可以服用一些藥物加以改善，不過藥物吃太多，恐怕會影響到你正常敲尿的排尿情形。

Q3-13

自己導尿有沒有導乾淨？

要如何知道自己導尿時有沒有導乾淨呢？

Answer

這是一個很重要的問題。脊髓損傷的人通常對脹尿沒有感覺，導尿時並不知道到底導乾淨了沒有。膀胱脹尿的時候大約 500 毫升，這個時候膀胱形成一個圓球形，當我們把導尿管放進膀胱的時候，尿液會源源不絕的流出來。但有時導

尿管放得太深，當尿液還沒有完全導乾淨的時候，膀胱壁會吸附到導尿管的洞口，因此尿液會停止流出，不要以為就已經導乾淨，最好能左右移動一下導尿管，或是將導尿管往外或是往內稍微移動一下，讓膀胱壁脫離導尿管的洞孔，有時候尿還會繼續流出來。也可以用手稍微壓下腹部，迫使剩餘的尿液流乾淨。當你要移除導尿管的時候，可以慢慢地向外拉，同時左右移動導尿管一下，讓膀胱底部的尿液盡量流乾淨才停止。

執行清潔導尿的人，有時候尿中會有一些沉澱物，這些沉澱物也會在導尿到最後的時候，堵住導尿管的洞口。因此會有一些殘尿留在膀胱裡面。如果可以的話，在導尿前也可以輕輕地壓肚子，讓膀胱裡面的尿液有一些流動，這樣子也可以使得沉澱物漂浮，較容易導出來。導尿的時候，如果尿液太少，可能是沒有導乾淨，應該要做一些導尿管移動的動作。有時也可以使用針筒抽取一些生理鹽水沖進膀胱，讓一些阻塞的沉澱物被推開，才能讓尿液流乾淨。

有腎臟水腫的人要特別注意，因為膀胱太脹、內壓過高，會使得尿液停止由腎臟往下流，這時候導尿管導完膀胱尿液，還會有尿液從腎臟流下來，所以導尿管留在膀胱裡面的時間要久一點，需要把尿液完全導乾淨，才算是一次成功的自行導尿。

自行導尿的技術和重點

請問我在導尿的時候，導尿管的管子要插到底嗎？還是管子不用到底？

Answer

　　導尿管的管子不用到底，管子插入到尿液跑出來時就可以停止插入了，直到尿液停止流出，導尿管口要同時壓住，也就是虹吸管原理，不要讓空氣跑進尿管，阻礙尿液流出。輕輕往外拉一點，導尿管口再放開，讓餘尿可以繼續流出。記得要分段重複動作。

Q3-15

自行導尿的姿勢

本人是自己導尿的，想請問醫師，自己導尿的姿勢要坐幾度呢？

Answer

　　坐姿自行導尿時，身體盡量向後傾斜，減少對於會陰部的壓迫，導尿時尿道會比較鬆，比較好導。

自行導尿時尿液突然流出的原因

本人在導尿的時候，導尿管插入到一半時突然有尿流出來，請問這是因為膀胱餘尿過多的關係才導致的嗎？

Answer

　　導尿管插到一半尿會流出來，應該是因為導尿管接觸到尿道外括約肌，造成尿道括約肌的放鬆，導致反射性膀胱收縮。這種情形只有在高位脊髓損傷的人才會發生，是沒有關係的。但是如果這樣子會造成困擾，可以考慮請醫生開一些膀胱過動的藥物，減少膀胱的反射，就可以改善這種不舒服的情況。

經常漏尿的困擾和處理

我四個小時導尿一次，現在尿完隔一、兩個小時又想尿，躺在床上要下床去廁所也常會漏尿出來，蠻困擾的，應該如何處理比較好呢？

Answer

　　解完小便一、兩個小時，又想要尿，常常是因為膀胱過動的關係。脊髓損傷的部位如果在薦髓以上，膀胱過動是很常見的事。如果漏尿、頻尿確實很困擾，應該找醫生檢查有沒有尿路感染。如果只是膀胱過動，可以服用抗膽鹼藥物來治療。

Q3-18

膀胱憩室的發生原因和處理方法

我是頸髓第六、七節損傷的傷友，受傷十年來都以敲尿以及睡前導尿一次的方式來處置排尿。這十年中有過三、四次感染發燒，其他大致上狀況還好。前一陣子去醫院做尿路動力學檢查，發現膀胱長出一個憩室，泌尿科醫師說定期追蹤就好。請教這憩室是否是因長期敲尿，膀胱內壓反射所造成？是否應該改變用留置尿管方式排尿，較不會產生膀胱憩室？這個憩室除了開刀，有其他方式可去除嗎？

Answer

　　頸髓受傷的脊髓損傷者，排尿的時候仍然會有逼尿肌尿道外括約肌共濟失調的情形。所以你必須要敲尿利用反射讓括約肌放鬆，才能順利排尿。這種功能性的膀胱出口阻塞，也會使得膀胱裡面較弱的部分形成憩室。如果憩室不大，基本上沒有影響，不需要做任何處理。但是如果憩室愈來愈大，形成能量偷竊的作用，使得大部分的尿液在排尿時跑到憩室裡面，無法向尿道外排出。這個時候，就要考慮使用內視鏡在憩室裡面燒灼，讓憩室萎縮，排尿也會比較順暢，重要的還是要解決排尿困難的問題。可以使用肉毒桿菌素注射尿道括約肌，讓它在排尿時能夠放鬆一點，這樣子也比較不會發生反覆的尿路感染。

自行導尿時，陰莖勃起怎麼辦？

我在導尿的時候，導到一半陰莖突然勃起，請問這種情況應如何處理？我是將導尿管抽出，還是等陰莖無勃起時再繼續導尿呢？

Answer

　　高位脊髓損傷的人，經常會有反射亢進的現象。導尿的時候，因為刺激到陰部神經，而造成陰莖勃起。如果有這種現象，千萬不要硬把導尿管插進去，因為這個時候，尿道會變得很窄，尿道括約肌也會較為緊張。有時太過於用力導尿，會造成導尿管戳傷海綿體，甚至會形成膿腫或是錯誤的通路。因為脊髓損傷的人沒有感覺，所以導尿的時候一定要有充分的潤滑液，不要以為沒有感覺就不會受傷，沒有感覺的人，反而更容易受傷，一定要等到陰莖鬆軟了，再來做導尿。

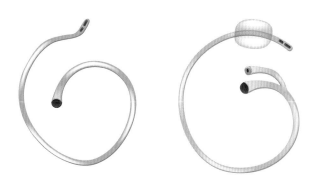

導尿管

導尿時尿道會有疼痛的感覺，是怎麼回事？

我是頸髓第五、六、七節不完全性損傷的傷友，目前受傷六個多月。二個多月前開始間歇性單導，一個月前開始感覺導尿管插入至括約肌時會有點痛，在最近導尿管在插入經過尿道時會覺得刺痛。請問開始會有痛覺是正常的嗎？有何建議改善的方法？另外再請教導尿管 12 號、20 號的差異是在哪呢？

Answer

　　不完全性頸髓受傷的人，在初期的脊髓休克過後，膀胱及尿道括約肌的反射會逐漸恢復。所以你開始導尿時，應該會覺得膀胱有脹尿的感覺。導尿前當膀胱很脹，尿道括約肌也會跟著緊張。所以這時候，導尿時會覺得有刺痛的感覺。通常膀胱愈脹，尿道外括約肌愈緊張，所以導尿會覺得更加困難或是有疼痛感。

　　如果有這種現象，可以請醫師開一些橫紋肌鬆弛劑或是甲型交感神經抑制劑，來放鬆尿道的平滑肌和橫紋肌，讓導尿比較通順一點。不過最好還是要請醫師檢查下尿路的功能，並且開立一些藥物來治療。例如：膀胱反射亢進，可以使用抗痙攣的藥物來放鬆膀胱，同時也會使得尿道外括約肌的緊張程度減低，導尿會比較輕鬆一點。

　　使用導尿管不要太粗，一般男生使用 12 號自行導尿管就可以。導尿的時候一定要注意充分的潤滑，導尿時比較不會有摩擦引起疼痛，也比較不會造成尿道表皮受傷而發炎。20 號的導尿管，通常是在膀胱曾經接受過腸道擴大整型手術之

後，因為腸黏液較多，必須讓它充分排出才會使用。一般沒有做過下尿路重建手術的人，不需要用到這麼大的導尿管。

　　脊髓損傷的排尿障礙，會隨著時間而改變。你現在已經慢慢體會到膀胱脹尿跟不脹尿，在導尿時的疼痛感。因此，不要等到膀胱太脹才去導尿，按照時間或是當膀胱有輕微脹尿的感覺就去導尿，就比較不會有疼痛的感覺。

Q3-21

長期留置導尿管的血尿

我是後頸直韌帶鈣化症（OPLL）患者，第四次 T1+T12 開刀後神經傳導有問題，下半身癱瘓。自開刀後留置尿管至今已第五年。自去年連續兩個月泌尿道細菌感染發燒住院後，前半年每週換尿管，今年二月起每兩週換一次，偶爾在復健運動後會漏尿。上週二換過尿管後，就幾乎天天會有血塊和血尿，漏尿頻繁，需要馬上去看診嗎？因下週二就要換尿管。

Answer

　　胸髓脊髓損傷病人無法排尿，長期留置導尿管，應該是膀胱沒有收縮力所導致。由於留置導尿管只要超過一個月，一定會有細菌在尿液中。只要身體狀況較差或是導尿管稍微不通，便有可能會導致細菌感染，而出現血尿。但是長期留置導尿管的人，也要注意另外的問題，那就是膀胱結石和膀胱腫瘤的發生。因為導尿管的管壁會形成小結石，而小石頭不容易由導尿管排出來，所以會堆積在膀胱裡面，更會造成

膀胱細菌感染，以至於出血。所以只要有出血，除了驗尿之外，一定要檢查膀胱，看看到底有沒有結石，或是因為長期慢性的刺激，而長出膀胱腫瘤，必須定期追蹤檢查。

Q3-22

膀胱造瘻的人，怎麼會有結石？要怎麼處理呢？

我是膀胱造瘻十多年的腰髓受傷患者，定期更換導尿管。但最近一年來，經常發現尿中出血，經過檢查才知道膀胱裡面有很多結石，這是怎麼回事？我要怎麼樣才能夠改善呢？

Answer

　　腰髓受傷通常會導致膀胱沒有反射。因此才須放置膀胱造瘻來引流尿液。但是十多年來膀胱造瘻引流的結果，膀胱一定是萎縮得很厲害。不管是留置導尿管或是膀胱造瘻，只要超過四個星期，尿中就會充滿各種細菌。雖然如此，因為尿可以順利的出來，所以細菌並不見得會產生急性膀胱炎或是急性腎盂腎炎。不過當尿中的細菌較多，有時候就會分解尿液中的氨素，這些氨素分解之後，會形成發炎性結石的成分，跟尿中的鈣質、磷質、以及鎂結合成為一些軟性的石頭，附著在導尿管上面。當你置換導尿管的時候，這些小沙粒就可能會掉下來。但是因為無法排尿，所以小石頭不會排出，在膀胱裡面慢慢的就會累積成為較大的石頭。

　　所以雖然是膀胱造瘻或是留置導尿管，只要尿變得混濁或是有出血，就應該找醫師檢查，有時候可以發現膀胱裡面有一些碎石頭。當有這種情形時，必須趕快用膀胱鏡把這些

石頭洗出來，免得結石留在膀胱裡面。結石不但會愈積愈多、愈變愈大，也會助長細菌繁殖，有時候比較容易產生急性腎盂腎炎。當然如果經常產生結石或是會出血、感染的人，就要想辦法解決問題。例如，多喝水、多吃酸性的食物，來減少尿中的細菌量。縮短更換導尿管的時間，不要一個月換一次，可以兩星期到三星期換一次。大量喝水以後，在床上做一些翻滾的動作，讓膀胱裡面的細沙比較容易從導尿管流出來。

原來不會小便的膀胱，如何用手術幫助它，讓它能夠排尿。已經萎縮的膀胱，有沒有可能將它擴大，然後改用間歇性自行導尿。這些更新的排尿處置，都可以解決病友的膀胱反覆結石、出血以及感染的問題。

Q3-23

長期留置導尿管大約十五年了，為什麼還會漏尿？

我是 T11~L1 的傷友，這十五年來，因為擔心膀胱會萎縮，所以一天會夾起尿管一次，來訓練膀胱脹尿。可是目前的狀況與過往不同，只要我一夾起尿管，一旦有尿液便會發生漏尿。前一陣子有做過檢查，當時膀胱還有 500 毫升的容量，醫師還誇我把膀胱照顧得很好。想請教為什麼現在夾起尿管，一旦有尿液便會漏尿的原因是什麼？另外也想請教，我過去使用 14 號尿管，有次換了導尿管的廠牌，結果那個牌子都會使我的尿管直接脫落，水球有 8 毫升也會從尿道掉出來。這種情形發生過好幾次，而且只有那個牌子會脫落，其他的不會。後來醫師建議我改成 16 號的尿管，雖然改成 16 號尿管

後不會脫落，但是卻變成會漏尿的情況。幾個月後我又換另外的牌子，才發現其他的牌子不會漏尿，只有夾起來的時候才會漏尿，想詢問為什麼使用特定廠牌的尿管會脫落？

Answer

　　脊髓損傷 T11~L1，應該是造成下神經元受傷，所以膀胱不會有收縮力，尿道括約肌也會鬆弛。其實，隨著時間改變，不管你是自行導尿或是留置導尿管，膀胱還是會逐漸萎縮。雖然你會一天關起來一次，好像可以把膀胱撐大，但是神經的病變依然會持續進行。所以久了之後，膀胱容量增加，壓力也會隨著上升，只不過你沒有感覺而已。會漏尿，代表膀胱的內壓已經超過尿道阻力，所以當膀胱脹滿時，尿會漏出來。

　　另外，就是長期置放導尿管，也會使得尿道外括約肌變得比較鬆弛。有時候膀胱壓力沒有很高，也容易會漏尿出來。有這種現象時，更換導尿管是一個方法。但是愈換愈大，終究還是會造成漏尿的困擾。最好還是每幾年檢查一次膀胱壓力與容量的關係，如果膀胱容量比較小，就不要把導尿管關起來，讓尿液自己流出來。膀胱既然已經留置導尿管，再把導尿管關起來，並沒有太大的意義。因為這種做法，只會讓膀胱有機會發生尿路感染，對膀胱的容量並沒有真正擴張的效果。

　　導尿管的大小並不是會造成漏尿的主要原因，主要原因還是膀胱尿液是否能夠充分的引流。所以，如果你還是會漏尿，那更換別種導尿管也是一種方法。有空的話，再去找醫師檢查一下，醫師會給你正確的排尿指導。

Q3-24

我可以不用導尿嗎？

我兒子目前的排尿處置是早、晚各導尿一次，其他時間則是以自行解尿為主，他目前服用的藥物只有可迅。我們嘗試過減少導尿為一天一次，但因為尿液變混濁而失敗。請問我們可以去給您檢查他膀胱的狀況嗎？可以檢查出他為什麼沒辦法改成不用導尿嗎？

Answer

　　適當的排尿處置，要看每一個脊髓損傷病人的神經病變，和他的膀胱和尿道的功能變化。我不確定你兒子的膀胱是否有收縮力，或許他膀胱有收縮力，但是尿道外括約肌太緊。如果有這種現象，可以考慮在尿道注射肉毒桿菌素以改善排尿，就可以不用導尿。但如果他的膀胱是沒有收縮力的，需要使用腹壓才可以排尿，還是要間歇性導尿，避免尿液在膀胱裡面的殘尿過多，容易引發尿路感染。所以，一切都還是要檢查過後，才可以知道可不可以完全不用導尿。而且脊髓損傷的人，不是一輩子檢查一次就可以。神經性的排尿障礙，會隨著時間改變而產生變化，一定要定期由固定的醫師檢查，才能避免膀胱反覆感染，或是造成腎臟的影響。

Q3-25

脊髓損傷的人放尿管，需不需要服用膀胱過動症的藥？

請問放置尿管後，治療過動的藥物就可以不用吃了嗎？但是因膀胱過動收縮的感覺還是很大，收縮時都會有疼痛不舒服的感覺，不吃藥會好嗎？

Answer

脊髓損傷的膀胱過動，是來自於神經反射增強，膀胱愈脹，膀胱過動就愈厲害，膀胱內壓更高，你就會感覺膀胱脹痛不舒服。此時，如果膀胱出口緊閉，壓力甚至為往上傳到腎臟，造成腎水腫或是腎盂腎炎。

脊髓損傷的人該不該吃藥來醫治膀胱過動症？是一個很重要的議題。過去曾有研究顯示，慢性脊髓損傷的人，如果每天定時服用膀胱過動症的藥物，長期以後對於腎功能會有較好的改善。尤其是具有膀胱出口阻塞、逼尿肌尿道外括約肌共濟失調的高位脊髓損傷者。固定服用膀胱過動症的藥物是會有幫助的，不管是放置尿管、間歇性導尿、或是自行排尿都一樣。因為降低了膀胱收縮力、減少膀胱內壓，對於幫助尿液從腎臟排到膀胱有幫助，也可以減少尿路感染的發生，我建議你還是要服用膀胱過動症的藥物。

胸髓脊髓損傷排尿障礙的治療

我是胸髓三到五節不完全性損傷的傷友,起初可自解
100~150 毫升,殘尿約 80 毫升。108 年 1 月接受膀胱及括約
肌肉毒桿菌素注射後解不出尿來,改成自行導尿,一直到至
9 月才能又自解 70~120 毫升,導出來的餘尿約 80~100 毫升。
109 年 7 月及 12 月再接受括約肌肉毒桿菌素注射,都有改善。
請問醫師,我是否可加打膀胱及括約肌呢?經尿路動力學及
膀胱鏡檢查,醫師有建議膀胱頸手術治療。請問膀胱頸切開
術,會造成尿失禁或漏尿嗎?

Answer

　　胸髓脊髓損傷的人,除了膀胱過動之外,常常會有膀胱
頸功能失調及逼尿肌尿道外括約肌共濟失調。有時候剛開始
可以解小便,但隨著時間以及病情改變,慢慢的膀胱頸會變
緊或是括約肌變緊,必須以手術或是注射肉毒桿菌素,才能
夠解決排尿問題。最好先接受尿路動力學檢查,確定你的問
題是在膀胱頸或者是尿道括約肌,才能夠正確地處理。

　　如果是因為膀胱頸功能失調,需要做膀胱頸切開手術,
並不會造成尿失禁,因為我們還有尿道外括約肌可以讓尿得
到妥善的控制,不用擔心。

Q3-27

包尿布經常尿路感染，是什麼原因？

請問每次我兒子住院都會檢查尿液，醫生都說尿髒，膀胱有餘尿，這是怎麼了？是因為包尿布的關係嗎？

Answer

　　脊髓損傷的人雖然會排尿，但是尿經常會排不乾淨。不論是膀胱有收縮力，或是沒有收縮力，因為尿排不乾淨，所以會有殘尿留在膀胱裡。加上膀胱表皮的沉澱物，尿液會比較混濁，偶爾也會有尿路感染。當然尿路感染不見得會有發燒或是腰痛等全身性症狀，但是持續的尿路感染，會使得膀胱逐漸萎縮，加速膀胱的纖維化。像你兒子的情形，一定要接受檢查，看他的膀胱狀況如何，再決定治療的方向。不能說因為有包尿布，尿會流出來，就表示他尿得乾淨。如果真的有反覆性尿路感染，那就必須進行間歇性導尿，定時將膀胱的尿液排空，才能減少細菌感染，保護他的泌尿系統健康。

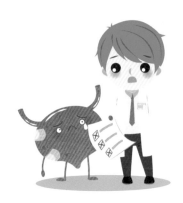

敲尿困難的解決之道

之前我都是以敲尿的方式解尿，後來因為尿得不好殘尿過多，而在尿道及括約肌注射肉毒桿菌素，後因感染問題而插尿管，感染問題解決後留置尿管中。想請教醫師，如果做膀胱造瘻，平時關起來練習敲尿，敲完後再將它解開來看剩餘尿多少，這樣的方式可行嗎？

Answer

　　脊髓損傷的神經性因排尿障礙，會隨著時間而改變。不是受傷後一段時間如何排尿，以後永遠就是這樣子。因為神經持續在變化，所以必須要逐年評估排尿的狀況來做調整。如果一直堅持要以敲尿排尿才能滿意，往往會讓治療變得非常困難。

　　我覺得你應該要考慮，讓膀胱能夠放鬆，而改用自行導尿來排空膀胱。在膀胱上做造瘻然後再敲尿，不是好方法。如果你已經做了造瘻，想要尿的時候，就把造瘻尿管打開讓尿流出來即可，何必還要敲尿呢？有時造瘻後膀胱逐漸縮小，自主神經反射亢進愈來愈嚴重，反而會影響到腎臟功能。應該還是要定期追蹤檢查，聽從醫師的指示，來做進一步的處置才好。

Q3-29

高位脊髓損傷，導尿困難怎麼辦？

我先生是 T3~7 不完全損傷患者，病齡十三年，平時一日導尿三次。上週開始要導尿時，導尿管插不進去，感覺裡面有一股壓力一直把尿管往外推，請問為什麼會這樣呢？之後就醫的醫師開了 Oxybutynin，雖然導尿變好導（但偶爾還是一樣不好放進去）而且變成自己尿解不出來，請問有需要進一步檢查嗎？

Answer

胸髓脊髓損傷的人，通常會有尿道外括約肌共濟失調 (DSD)，也就是膀胱脹尿時，尿道括約肌反而變得更緊。如果膀胱反射增強，這個共濟失調就會更嚴重。另外胸髓第六節以上的脊髓損傷者，更會有膀胱頸功能失調，一樣的在膀胱脹尿時，膀胱頸也會變得很緊，同時有些會出現自主神經反射亢進 (AD) 的症狀，例如頭痛、盜汗、血壓上升、心跳減慢、身體反射增強等症狀。在脹尿的時候，也會讓自行導尿產生困難。

吃了膀胱解痙劑 Oxybutynin，會讓膀胱的反射減弱。因此不論是膀胱頸或是尿道外括約肌，都會變得比較鬆弛，導尿也會變得比較容易。有這種情形，一定要做錄影尿動力學檢查，確定問題在什麼地方。如果導尿經常很困難，要特別注意不要太過用力，可以輕輕的搓揉膀胱，讓膀胱放鬆再導尿，也許就可以放進去。

太用力去插導尿管，有時候會造成尿道受傷，形成瘻管，以後導尿更加困難。可以使用肉毒桿菌素，注射在尿道括約肌，放鬆肌肉，導尿就會變得比較順暢。不過，仍然需要進一步檢查。有脊髓損傷的人，不論你排尿如何順暢，都一定要依照醫師的指示，每半年或是一年進行例行的身體檢查，才能夠知道自己身體的變化，確保泌尿系統的健康。

MEMO

_____

_____

_____

_____

_____

_____

_____

_____

脊髓損傷排尿障礙的 藥物治療及非手術治療 04

泌尿小學堂

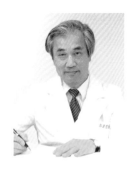

花蓮慈濟醫院泌尿部
郭漢崇 主任

　　脊髓損傷（spinal cord injury）患者的下尿路功能障礙引發之泌尿系統併發症，曾是這些病人的頭號死因。這些併發症推測主要是尿路感染及腎功能衰竭。直到 1930 年代，留置尿管的發明與使用，才大幅減少下尿路功能障礙的危險。第二次世界大戰後，間歇性導尿的發明與使用，更進一步減少尿路感染，同時整體醫療照護的進步，讓高位頸髓脊髓損傷以外的年輕脊髓損傷患者的平均餘命得以到達老年。因此，目前看來很基本的尿管或是間歇性導尿，事實上是現今脊髓損傷患者能繼續存活，甚至得以貢獻社會的重要關鍵。

其他傳統及非手術的保守療法，這些基本處置對於脊髓損傷患者其實至為重要。儘管脊髓損傷醫療一直在進步，那些曾經是脊髓損傷患者頭號死因的下尿路功能障礙的併發症一直還在，陰影伴隨病人終身，只是個人風險不同。醫療團隊的責任除了適當的處理各種併發症之外，還要教育患者降低風險、幫助患者終身定時監控、並提升他們的生活品質。

脊髓損傷的下尿路功能障礙有兩大健康危害，就是尿路感染與腎功能衰減，兩者都可以嚴重影響生活品質，甚至有致命的風險。上尿路與腎功能衰減的危險因子已經被廣泛調查，主要的危險因子有：（1）神經學：完全性損傷、頸髓損傷。（2）過去病史：自主神經異常反射、反覆感染、膀胱輸尿管尿液逆流、尿路結石。（3）留置尿管。（4）殘尿量多。（5）尿路動力學：漏尿時逼尿肌壓力高、膀胱適應性差、逼尿肌與尿道外括約肌共濟失調。

不論是哪一種治療方法，膀胱都有可能進行變成一個縮小、纖維化、內壓高的低適應性膀胱。此時反覆性尿路感染、膀胱輸尿管尿液逆流或腎水腫便接踵而來。這些常發生在脊髓損傷後五到十年之間，病人往往在不自覺下出現貧血、高氮血症等症狀才來就醫。在脊髓損傷泌尿系統的變化上，會隨著時間變化而有不同的改變。長時間的導尿會造成一個攣縮性膀胱，往往會產生兩側輸尿管尿液逆流，進而導致腎元的喪失及腎衰竭。有些看似正常而穩定的膀胱，也會逐漸形成高壓性萎縮的膀胱，終至發生阻塞性尿路病變，同樣會產生腎衰竭。因此長期追蹤脊髓損傷病人乃是必須的。

過去對這種排尿障礙，醫界通常採取消極的態度，使用尿套、造瘻或是留置導尿管。但是很多脊髓損傷者卻常常因此而導致尿路感染、膀胱萎縮、甚至造成腎功能受損。近年來，醫界對於脊髓損傷者的排尿障礙有了突破性的發展，愈來愈多的泌尿科醫師，也願意以積極的態度來處理慢性脊髓損傷者的各式排尿障礙。

治療神經性膀胱有幾個最終目標，必須做到維護上尿路功能（upper tract function preservation）、有足夠之膀胱儲存及排空的功能、要適時控制感染、病人能自主排尿、能夠早期拔除尿管，並且協助病患儘早回到他的工作崗位上。要有一個很好的儲尿功能，必須要能夠達到：（1）抑制膀胱收縮，讓病人的膀胱能夠穩定一些，不要動不動就收縮，能輕易儲尿。（2）降低病人的膀胱感覺輸出。（3）增加膀胱容量，使病患能夠儲存多一些尿液。（4）增加膀胱出口壓力，使病患不會有漏尿的情形。（5）行為治療，例如教育病人、生理回饋、改變病人的生活形式、膀胱訓練及骨盆底生理治療。

　　過去對於脊髓損傷的尿失禁以及排尿困難，我們都使用藥物來治療。我們可以使用甲型交感神經抑制劑來抑制交感神經的活性，減少自主性反射異常的程度，也可以使用橫紋肌肌肉鬆弛劑來放鬆尿道外括約肌，使病人在排尿時有較為順暢的膀胱出口、減少膀胱內壓，並可以減少因為壓力上升所導致的一些併發症。至於逼尿肌反射亢進則可以使用抗膽鹼藥物，來抑制逼尿肌的反射性收縮，使得膀胱容量增加、膀胱內壓降低。這些藥物可以使病人比較不會有尿失禁，或是較不會影響到腎臟的功能。

　　近年來我們也嘗試使用一些膀胱內的藥物灌注，例如紅辣椒素以及仙人掌毒素（RTX）等藥物灌注到膀胱裡，來抑制膀胱裡因為脊髓損傷後導致的 C 神經傳入纖維增生，所導致的逼尿肌反射亢進。經由這種藥物膀胱內的灌注，可以有效的抑制這些 C 神經纖維的作用，而使得膀胱恢復一個較大的容量，較不會有異常反射的情形，也因此病人可以充分的改善其尿失禁的現象。

　　對於神經性因排尿障礙的藥物治療，必須依照病人的病理生理學變化來調整。在增加逼尿肌張力方面，可以使用 bethanechol；降低逼尿肌反射亢進可以使用 oxybutynin、tolterodine、imipramine、flavoxate 或是 solifenacin，這些藥物用得愈多，其副作用也就愈大。

在減少膀胱出口阻力方面，可以使用甲型腎上腺交感神經抑制劑、橫紋肌鬆弛劑或是一氧化氮生成劑等，也可以同時合併兩種或三種藥物來降低膀胱出口的阻力。而在增加膀胱出口阻力方面，可以使用 methylephedrine 或是 imipramine 等，來促進尿道平滑肌的張力。使用這些藥物時，應該合併對於膀胱的功能及尿道功能調整的藥物，並且作適度的修正，以期達到最好的效果，而且以最小的併發症及副作用為主。

在使用藥物治療逼尿肌不穩定及收縮力低下的神經性因排尿障礙時，應該特別注意病人是否存在有膀胱出口阻塞？病人的殘尿量是多是少？病人在使用藥物降低膀胱收縮力後，是否有足夠的能力使用腹部壓力協助排尿？或是能否使用間歇性自行清潔導尿來排空尿液？病人本身狀況如何？或是適度的合併使用抗膽鹼藥物及甲型交感神經抑制劑，一方面降低逼尿肌之反射收縮，一方面減少膀胱出口的阻力來促進排尿。

如果病人的尿路機能檢查發現其逼尿肌收縮力極強，而且殘尿量相當少時，可以放心的給予較強的抗膽鹼藥物（如 oxybutynin）來降低逼尿肌反射收縮。但如果病人殘尿量多，一定要考慮到排尿不完全後產生的後遺症，而謹慎的調整藥物劑量或種類。重要的是要讓病人能夠儘量排空尿液、減少尿路感染。至於病人尿失禁是否得到充分的改善，應該是次要的問題。此種優先順序的選擇藥物治療或是手術治療，對於神經性因排尿障礙的病人而言都是一致的。

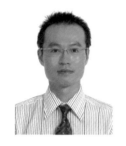

臺北榮民總醫院
神經醫學中心
神經復健科
蔡昀岸 醫師

藥物與非藥物的處置

　　脊髓損傷的下尿路功能障礙的處置，基本上是要能讓膀胱適時排空、不會失禁、不影響睡眠，並能減少尿路感染及上尿路障礙的風險。表 4-1 列出脊髓損傷的下尿路功能障礙的處置選擇。

行為及生活方式調整

　　喪失膀胱感覺的脊髓損傷患者無法用脹尿感來決定排尿時間，飲水計畫可以減少膀胱過脹的次數。此外，咖啡因及酒精有利尿效果，需要限制使用。神經損傷位置以下肢體容易蓄積水分，下床前即穿戴彈性襪，有助於減少平躺後的多尿。

　　有規律的飲水計畫後，膀胱日誌可以用來預測膀胱脹滿或失禁的時間，據此設計解尿時間或間歇性導尿時間，可以減少膀胱過脹及許多狀況造成的失禁。

集尿裝置

　　失禁會造成皮膚刺激、產生異味，增加褥瘡的機會，也會造成社交的阻礙，適當的集尿裝置可以避免上述情形。男性可以使用保險套式尿套，經尿管集尿至尿袋，但要注意生殖器的皮膚發炎

表 4-1　脊髓損傷的下尿路功能障礙的處置選擇

問題	解決方法		
失禁	**膀胱過動**		
	行為	飲水計畫、設計解尿時間或間歇性導尿時間	
	集尿裝置	尿布、尿套、留置尿管	
	藥物	抗膽鹼藥物、促 β3- 腎上腺素藥物	
	膀胱感覺缺損		
	行為	飲水計畫、設計解尿時間或間歇性導尿時間	
	集尿裝置	尿布、尿套、留置尿管	
	外括約肌因素		
	行為	骨盆肌肉運動訓練、設計解尿時間或間歇性導尿時間	
	集尿裝置	尿布、尿套、留置尿管	
	藥物	α1-adrenergic agonist、SNRI（serotonin-norepinephrine reuptake inhibitor）	
頻尿（膀胱感覺足夠且能自行解尿或反射解尿者）	**膀胱過動**		
	行為	飲水控制、提早解尿	
	藥物	Muscarinic antagonist、β3-adrenergic agonist	
	感覺急尿（可能是神經痛的表現）		
	行為	膀胱訓練	
	藥物	神經痛用藥	
尿液瀦留	**膀胱因素**		
	行為	間歇性導尿、反射刺激、腹壓排尿、手壓排尿、留置尿管	
	藥物	促膽鹼藥物（上運動神經元病灶慎用）	
	膀胱出口因素		
	行為	間歇導尿、擴肛放鬆、留置尿管	
	藥物	α1-antagonist、skeletal muscle relaxant	

及尿套因反覆勃起消退而脫落。尿布的材質近幾年也有改善，只要適時更換，亦可以保持皮膚的乾燥。留置式尿管雖然有較高的尿路感染及上尿路的風險，但在某些病人是不得已的處置。留置式尿管不只用來處置失禁，也用在尿液無法用其他方式排出的狀況。

❤️ 間歇性導尿

間歇性導尿大多數是手功能良好的脊髓損傷患者採用的方法。間歇性導尿成功的前提是有足夠的膀胱容量、不高的膀胱壓力、以及足夠的膀胱出口阻力，常常需要使用藥物來減少膀胱過動。間歇性導尿分為乾淨性及無菌性導尿，導尿管也分為重複使用及單次使用。乾淨性使用重複使用的尿管較為省時方便，但是無菌性使用單次尿管，則在許多文獻指出較能減低尿路感染的風險。

❤️ 刺激反射解尿

有許多方式用來刺激膀胱、造成膀胱收縮解尿，例如反覆敲擊膀胱上皮膚、拉扯陰毛、拍打臀部等。使用此方式的疑慮有排尿不完全、失禁、膀胱順應性、以及漏尿時逼尿肌壓力。排尿不完全可以配合間歇性導尿，失禁可以使用集尿裝置，其他則可在尿路動力學檢查時於適當時機刺激反射並觀察，並需提醒病人定時接受尿路監測（urinary tract surveillance）。

❤️ 腹壓排尿

腹壓排尿（Valsalva maneuver）是利用憋氣時橫膈膜下降增加腹壓而解尿，腹肌有力者亦可用腹部用力解尿，此種方式適用於下運動神

經元病灶型的下尿路功能障礙，因為這類型的骨盆底肌肉鬆弛癱瘓，膀胱出口阻力較小。長時間使用這種方法可能使骨盆底肌肉更為鬆弛變形，應力性尿失禁也就更為嚴重。

🫀 手壓排尿

手壓排尿（Credé maneuver）通常是由照顧者以手直接在患者膀胱上方皮膚加壓促成排尿，此種方式也較適用於下運動神經元病灶型的下尿路功能障礙。若使用於上運動神經元病灶型的下尿路功能障礙，排尿較不容易完全，上尿路障礙的疑慮也會比較大。這也可以在尿路動力學檢查時觀察，以及尿路監測追蹤上尿路變化。

🫀 慢性脊髓損傷下尿路功能障礙的藥物治療

對於慢性脊髓損傷病人的一些下尿路症狀，可以根據其內在的病理生理學給予不同的藥物治療。我們可以使用藥物，如：oxybutynin、tolterodine、solifenacin 等來減少逼尿肌反射亢進，也可以使用甲型交感神經抑制劑，如：tamsulosin、terazosin、prazosin 來減少膀胱頸的反射亢進。為了要降低尿道外括約肌的痙攣，可以使用骨骼肌肌肉鬆弛劑，如 baclofen、diazepam 等藥物。而為了要增加逼尿肌肌肉張力促進病人排尿的有效性，也可以使用藥物 urecholine 來增加膀胱內壓。當然對於這些脊髓損傷的病人，通常無法使用單一藥物來達到治療的目的，因此合併使用多種藥物來治療其下尿路功能障礙便是必要的（圖4-1）。

在治療病人尿失禁方面，可以同時使用藥物以及交感神經興奮劑，如 methylephedrine 來放鬆逼尿肌以及增加膀胱出口的阻力。但這些病人在使用藥物之後，可能會發生殘尿增加以及後續尿路感染的情形，

因此病人可能需要教導以間歇性自行導尿來定期排空尿液。為了要促進病人排尿的有效性，可以使用藥物以及甲型交感神經抑制劑和尿道外括約肌鬆弛劑，來增加其膀胱內壓以及減少尿道阻力。但病人可能會有較為嚴重的尿失禁，或是因為膀胱內壓上升而導致的上尿路病變，也是必須小心的地方。

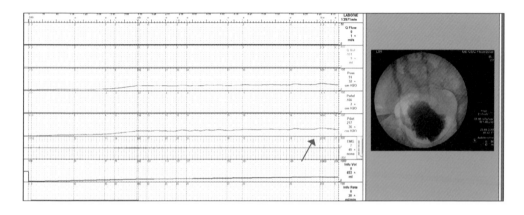

圖 4-1　慢性脊髓損傷者膀胱反射亢進且無法排尿，膀胱脹尿時內壓高（箭號）且有膀胱輸尿管尿液逆流（箭頭），用藥應以降低膀胱內壓為原則。

　　當然使用藥物治療慢性脊髓損傷病人可能會有很多副作用產生，包括使用藥物之後病人產生的嚴重便秘、甲型交感神經抑制劑造成的姿勢性低血壓、交感神經興奮劑造成的鼻腔充血。而使用骨骼肌鬆弛劑可能會導致全身骨骼肌肉的鬆弛，病人覺得較為虛弱。當使用合併藥物治療時，這些副作用可能也會增加。此外，也必須考慮多種藥物使用時所造成的費用，以及它的功效是否合理，從中取得平衡點。

　　由於口服藥物對於全身性的副作用較大，因此，近年來對於脊髓損傷病人的下尿路功能障礙，泌尿科醫師們莫不尋求經由膀胱治療，希望藉由膀胱治療達到更好的療效，可以減少全身性的副作用。

在這些治療當中包括使用 oxybutynin 進行膀胱內灌注，以紅辣椒素（capsaicin）以及仙人掌毒素（RTX）膀胱內的治療，或是使用肉毒桿菌素（Botox）進行逼尿肌注射來抑制逼尿肌反射亢進，使得病人尿失禁得到較好的結果。這些治療都是可逆性的反應，因此當藥效逐漸過去之後，病人可能需要接受再一次的治療，來達到較好的效果。

　　脊髓損傷下尿路功能障礙使用的口服藥物與其他疾病造成的下尿路功能障礙相同。唯必須注意這些藥物在脊髓損傷患者的副作用可能會干擾脊髓損傷之併發症，必須加以注意。如抗膽鹼藥物（muscarinic antagonist）會影響神經性腸道、造成便秘；會造成口乾而使飲水計畫不成功。α1-adrenergic antagonist 會增加姿態性低血壓的嚴重度，使用較具專一性的藥物可以避免這種副作用。肌肉鬆弛劑雖然可以同時改善張力，但也會造成無力。Bethanecol 應避免使用於上運動神經元病灶型的下尿路功能障礙，除了造成頻尿、膀胱容量減少，也可能造成膀胱適應性變差。上運動神經元病灶型的下尿路功能障礙無法排尿或排尿不完全時，應先考慮膀胱出口。

　　當膀胱過動無法以單一抗膽鹼藥物控制，且抗膽鹼藥物之副作用尚可接受時，可以考慮同時使用兩種抗膽鹼藥物。文獻上有證據的是 propiverine 與其他抗膽鹼藥物合併使用可以增強效果，也有文獻顯示其他組合亦有效果。目前膀胱過動已經有一種 β3-adrenergic agonist 可以使用，理論上此藥與 muscarinic antagonist 的合併使用應可有更強之效果，並且不會加重 muscarinic antagonist 的副作用。

💗 著手處理

　　醫療團隊對於脊髓損傷下尿路功能障礙的處理目標，是讓病人有一個均衡的膀胱（balanced bladder）。均衡的膀胱是要能壓力低、盡量不失禁，並能將感染與上尿路障礙的風險降到最低。均衡的膀胱並

不一定要能解尿，更不是僅指解尿量比殘尿量要大於某個比值以上。失禁的缺點若能被預防或克服，則應可被接受，例如男性使用尿套及集尿設備。

為了能早期偵測上尿路的變化及上尿路的風險，脊髓損傷患者需要定期接受尿路監測。尿路監測的頻率一般是終身，半年至一年施行一次，最多兩年一次。尿路監測的結果可作為下尿路功能障礙處置之依據及監測處置結果。因此在決定處置時或施行處置一段時間後，應確認尿路監測是否已經施行或應依尿路監測結果調整處置。

尿路監測之建議項目如表 4-2 所示。對於脊髓損傷的病人而言，膀胱的處理一直是最想改善的功能之一。因此若不能顧及病人的需求與生活品質，下尿路功能障礙的處理就不會順利。醫療團隊和病人需要互相了解對方的想法，才能讓醫療團隊的目標可以達成。

💗 急性期

在脊髓損傷的急性期，病人的目標是完全恢復，醫療團隊的做法是希望病人儘速移除尿管，以間歇性導尿等待神經功能的恢復。脊髓休克期之後施行尿路動力學檢查來確認下尿路障礙的型態，再對症處理。有機會恢復的不完全性損傷患者如中心脊髓症候群（central cord syndrome）和脊髓半切綜合症（Brown-Sequard syndrome），可以用飲水控制、定時解尿、藥物幫助等，早日達到均衡的膀胱。

完全性損傷的患者或許在脊髓休克期後，能出現無法控制的反射解尿，但是尿路動力學檢查的結果，可能出現膀胱適應性和漏尿時逼尿肌壓力不在上尿路低風險的範圍內。這時患者和醫療團隊的目標可能會出現差異，醫療團隊會認為這是失禁且有上尿路之風險，病人卻認為反射解尿是恢復功能的過程。

表 4-2 脊髓損傷後的尿路監測（urinary tract surveillance）之建議項目

		初始復健期	慢性期
膀胱日誌	殘尿量	能排尿者	能排尿者
尿液檢查	Urine routine	V	
	尿液細菌培養	V	
血液檢查	BUN, Creatinine	V	
影像檢查	腎臟及膀胱超音波	V	V
	腹部X光檢查（KUB）		V
	靜脈腎盂造影（intravenous pyelography）或排尿膀胱尿道造影（voiding cystourethrography）	若超音波檢查結果不正常	若超音波檢查結果不正常
核醫檢查	全般性腎功能檢查（comprehensive renal functional study）或腎絲球過濾率測試（glomerular filtration rate test）	V	根據個別病人狀況
侵入性膀胱檢查	錄影尿動力學檢查或一般壓力尿流速檢查（pressure-flow study）	V (上運動神經元病灶者應於脊髓休克期後施行)	根據個別病人狀況
	膀胱鏡檢查		長期使用留置尿管達十年以上，有癌症之風險者可提早

若醫師施以抗膽鹼藥物抑制病人之反射解尿，病人可能因此而心情低落甚至拒絕服藥。病人的失望反應背後可能不只是期待膀胱功能的恢復，還有期待大便、性功能、行走的完全恢復。因此這時下尿路功能障礙的處理，必須配合整體預後的說明，讓病人了解恢復之機會及上尿路風險，進而可以做出知情的判斷。醫療團隊再解釋各種處置方法的優劣，讓病人選擇，醫療團隊再將此種方式的缺點或影響降到最低。

　　移除尿管後，無法自行解尿或殘尿過多者，會遇到要留置尿管或間歇性導尿的抉擇，通常病人此時已經體驗過這兩種方式。醫療團隊的責任是提醒這兩種方式在尿路感染機率、腎臟功能風險、飲水限制、失禁風險、自理能力的需求、配合藥物的使用、外觀及社交的影響、對日常生活活動的影響、以及經濟負擔等各方面的差異，再由病人及家屬選擇最適合的方式。兩種方式之比較整理於表 4-3。

♥ 慢性期

　　慢性期的目標是降低尿路感染的機會，並利用尿路監測發現上下尿路結構及功能的改變，進而去預防上尿路功能障礙。慢性期的尿路監測內容包括腎功能、尿液檢查及膀胱功能的監測。尿路動力學檢查雖然不一定在每位病人都需要施行，但若病人無其他原因而出現失禁或排尿型態改變、或無其他明顯原因而有上尿路結構或腎功能改變時，應考慮執行尿路動力學以找出原因及危險因子。

　　基本上，尿路監測結果出現新的危險因子都要謹慎處理。然而，若危險因子對應的風險並未實際增加，則不一定要改變病人目前的處理方式。例如殘尿量大，但是這段時間並未出現尿路感染且病人沒有頻尿的困擾，或是尿路動力學顯示膀胱適應性變差、漏尿時逼尿肌壓力超過 40 cmH_2O，然而腎臟超音波及核醫腎功能檢查皆無異常。慢性

表 4-3　留置尿管與間歇導尿的比較

	留置尿管	間歇導尿
尿路感染機率	較高	較低
腎臟功能減損風險	較高	較低
飲水限制	沒有限制，但是每日最好2,000毫升以上	往往需要限制，以避免日間過於頻繁導尿、或夜間需要醒來導尿
失禁風險	低，但尿管與尿袋仍可能散發異味	視膀胱過動程度、及導尿與飲水配合度而定
自理能力	不需學習自行導尿	頸髓第八節以上者通常需要他人完成導尿
藥物使用	不一定需要，但是近年來證明規則服用抗膽鹼藥物可以減少腎功能減損之風險	膀胱過動者大都需要使用抗膽鹼藥物，副作用之口乾與抑制腸胃蠕動，可能分別使飲水限制無法忍受、加重神經性腸道的便秘症狀
外觀與社交影響	尿袋及尿管影響穿著。許多病人夏天仍選擇穿長褲，尿袋也盡量用小腿尿袋或用較美觀之袋子收納。尿管與尿袋仍可能散發異味，影響人際互動	無失禁困擾者，不用穿尿布，衣著選擇與常人無異
對轉位及移位之影響	增加轉位及行走訓練之困擾，增加尿管拉扯進而血尿之風險	轉位及移位不需要顧慮尿管、尿袋，行走訓練較容易
經濟負擔	健保不給付矽膠尿管，每月一至兩條	健保不給付單次使用或重複使用之導尿管，重複使用之導尿管一般可使用半年
將來轉換其他方式的可能	膀胱因長期置放尿管後容量及彈性的改變會限制轉換其他方式的可能	膀胱較能維持容量與適應性，因此較容易轉換為其他方式

期的病人已經習慣身體的模式及其處理的方式，變更病人的下尿路功能障礙處理方式，對於病人的生活習慣及品質會帶來重大改變，病人也需要足以願意改變的原因（例如尿路感染、水腎、腎功能下降）來維持這項改變，因此變更處置需要慎重考慮並且與病人充分討論。

❤ 特殊問題

處理脊髓損傷下尿路功能障礙時，可能會遇到脊髓損傷特有或較常發生之併發症或狀況，這些狀況可能會造成處置困難或影響治療成效。以下是較常見的三種情況。

自主神經反射亢進（Autonomic dysreflexia）

自主神經反射亢進是脊髓損傷特有的急症，需要及時辨識與處理。其最常見的原因是膀胱的刺激，同時它還是上尿路功能障礙的危險因子，必須盡量避免發生。自主神經反射亢進通常發生在胸髓第六節以上完全性損傷的患者。起因通常是損傷位置以下傷害性的刺激，造成損傷位置以下交感神經過度興奮、血管收縮、回心血流量增加、心輸出增加、血壓上升，繼而誘發副交感神經系統與損傷位置以上，試圖代償以降低血壓。因此自主神經反射亢進發生時，除了可以發生高血壓及頭痛以外，還可以觀察到神經損傷位置以下交感神經興奮、神經損傷位置以上則是副交感神經興奮。病人在排尿時亦常有膀胱頸功能失調，使得排尿時膀胱內壓上升，更加強了自主神經反射亢進的程度（圖 4-2）。

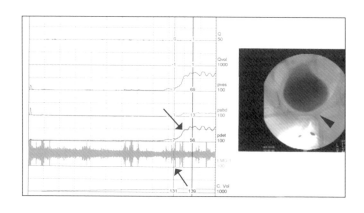

圖 4-2　高位脊髓損傷者同時具有自主神經反射亢進。病人在排尿時亦常有膀胱頸功能失調（箭頭），使得排尿時膀胱內壓上升（箭號），更加強了自主神經反射亢進的程度。

　　臨床處置可以先利用脊髓損傷患者的姿態性低血壓降血壓：讓病人坐立、解開褲帶、移除身上的束腹和彈性襪，並同時迅速確認有無立即可以解除的原因，如尿管被壓迫。若無法立即解除原因，應使用快速作用的短效降血壓藥，但應避免 β-1 adrenergic blockers，因副交感神經已經代償降低心搏速率無效。臨床常用 hydralazine 和 nifedipine，但要小心在有心血管疾病的病人，可能會產生冠循環竊血現象（coronary steal phenomenon）。

　　對於常因膀胱刺激引發自主神經反射亢進的患者，增加膀胱容量及減少膀胱壓力是減少自主神經反射亢進的有效方法。口服抗膽鹼藥物或 β-3 促腎上腺藥物常是第一線用藥。逼尿肌注射肉毒桿菌素有成功的報告。對於能解尿，但常與解尿時發生自主神經反射亢進的病人，α-1 抗腎上腺藥物可以滿足病人保有解尿能力的需求，還可以直接拮抗自主神經反射亢進造成之高血壓，但要注意可能惡化姿態性低血壓的副作用。

夜間多尿（Nocturnal polyuria）

　　夜間多尿在脊髓損傷患者並不少見，這對於可以自行解尿或使用間歇性導尿的病人而言，會造成睡眠的干擾。可以自行解尿的病人還可以用尿布或尿套省去起床解尿的時間，需要間歇性導尿的患者就必須起床。依賴他人導尿者，照顧者的睡眠也會一起受到影響。臨床上必須先排除患者膀胱有效容量不足及夜間膀胱過動的因素、是否有睡前飲水過多、年老者是否有心臟衰竭，並分別矯正或處理。若無上述狀況，可以考慮下列可能原因：

一、脊髓損傷患者下肢血管張力不足，日間坐立時靜脈回流減少，產生姿態性低血壓，腎素－血管收縮素系統（renin-angiotensin system）啟動增加，抗利尿激素生成增加，造成日間少尿；等到夜間平躺後，靜脈回流增加，心肌分泌心房利鈉激素（atrial natriuretic hormone）增加，尿液生成因而增加。

二、脊髓損傷患者之抗利尿激素之生理週期型態改變，造成夜間抗利尿激素分泌不足，夜間尿液生成因此沒有受到抑制。

　　因此，臨床上可以先請病人下床前穿好彈性襪、日間臥床休息時雙腳抬高，減少鹽分攝取也可能會有幫助。若以上仍無效，或病人穿戴彈性襪有困難，可以考慮睡前口服 desmopressin。需要間歇性導尿者，若上述處置皆有困難或處置無效，可以考慮夜間留置尿管。

長期留置尿管

　　儘管留置尿管有許多缺點，如容易尿路感染、腎功能風險高、影響穿著選擇、尿袋收納不便等，仍有許多四肢癱瘓的病人不得不選擇長期留置尿管，來做為下尿路功能障礙的解決之道。嚴重的失禁或需要大量喝水的病人，也可能選擇長期留置尿管。另外有些病人可能因

為褥瘡或長途旅行而需要暫時置放尿管一段時間。對於這些病人，仍有許多措施可以減少尿路感染與預防上尿路功能障礙。這些措施包含：

一、充足的飲水量，一般而言每日須超過二公升。

二、使用矽膠尿管，每二至四週更換，必要時每週一次。

三、嚴謹的清潔措施，以確保局部衛生。

四、尿袋保持於低處，尿袋內尿液面不過半。

五、有膀胱過動之情況時，應考慮口服抗膽鹼藥物。

除此之外，長期使用置放性尿管會增加罹患膀胱癌的風險，因此十年以上需接受膀胱鏡檢查。

結論

脊髓損傷患者的下尿路功能障礙能引發嚴重之上下尿路併發症，而且終身皆有可能發生，需要終身監測。下尿路功能障礙的基本處置是脊髓損傷病人得以保持健康的重要關鍵，也是這類病人生活品質的重大決定因素。但是，目前仍然沒有治癒脊髓損傷患者的下尿路功能障礙的方法，各種處置都是症狀的治療，效果的監測與副作用的控制非常重要。因此，處置的長期成功有賴於醫病雙方彼此的了解與信賴。

Q4-1

脊髓損傷者漏尿的原因和處理原則

沒有尿路感染卻會漏尿，該怎麼解決呢？

Answer

　　有脊髓損傷的人，不一定要感染才會漏尿，只要是受傷的部位在薦髓排尿中樞以上，例如頸髓、胸髓、腰髓等，都會因為膀胱脹尿反射而發生漏尿。

　　如果有這種情形，可以先服用抗膽鹼藥物來治療，通常會改善，但是可能會有副作用，例如：口乾、便秘、腹脹、視力模糊等。

　　如果藥效不好，可以考慮注射肉毒桿菌素。現在健保給付，一年可以打兩次肉毒桿菌素，每次 200 單位，也有不錯的效果。但是注射之後，會出現排尿困難，因此我們會建議，如果要注射肉毒桿菌素，一定要願意自行導尿。定時導尿就不用包尿布，也不會漏尿，可以有效地解決漏尿的問題。

　　當然，如果膀胱發炎，漏尿也會變成非常嚴重，與上一段的狀況不同的是，感染造成的尿失禁通常會合併其他症狀。如尿液混濁出現異味、張力增加、神經痛加劇、甚至發燒，這時就一定要用抗生素治療，才可以改善。

Q4-2

脊髓損傷者尿失禁的原因和處理

我是 L1 損傷，自行解尿，沒有放尿管。最近幾天發現尿布都是濕的，沒感覺，要怎麼處理？

Answer

　　L1 脊髓損傷造成的排尿障礙，通常是膀胱反射亢進，以及部分的逼尿肌尿道外括約肌共濟失調。平常可以自解，不需用尿管，是因為膀胱反射正常，尿道括約肌也可以在刺激之後放鬆，所以沒有問題。但如果最近尿布都是濕的，表示膀胱反射增強，第一個可能是尿路感染。雖然沒有排尿疼痛或是血尿，最好去驗個尿液，或是自己先服用抗生素三天，看看有沒有改善。

　　另外要注意的是，脊髓損傷者所說的 L1 受傷，常常指的是脊椎受傷，而不是脊髓受傷。L1 脊椎的位置，大概是在脊髓圓錐，也就是脊髓的末端。這個部位的受傷，經常是膀胱沒有反射，尿道括約肌也沒有張力。以前可能可以使用腹壓排尿，尿道括約肌剛好不會太緊、也不會太鬆，所以你可以自行排尿。但是當膀胱過脹的時候，有時候膀胱壓力上升，也有可能會自己漏出來，或是最近你的尿道括約肌變鬆了，常見的一個原因，就是年紀老了，或是膀胱發炎時的張力變強，都可能會造成膀胱容易滲尿。

　　最好檢查一下膀胱有沒有太多的殘尿，或是你要經常排尿，才能改善漏尿的情形。不管是哪種原因，會出現不尋常的漏尿就代表膀胱有問題，必須趕快到附近的醫院檢查尿液以及排尿後的殘尿才好。

Q4-3

不完全性脊髓損傷者的漏尿原因和處理

我是 100 年 3 月受傷，L1、L2 不完全受損。經復健科復健，九個月後拿掉尿管，可以自解，只是有水腎與尿液混濁。有一次碰到非泌尿科的醫生建議我尿完後再敲小腹，把殘尿尿完，也過了幾年了，尿也清了。如果感覺稍微不對勁，我就喝大量的水，吃幾片蔓越莓錠，解除了這問題。我是用小尿片，只是最近每天早上起床發現小尿片都有點濕，請問這如何處理？

Answer

　　腰髓不完全性受傷的人，可能會有膀胱收縮力不足，以及尿道外括約肌放鬆不良，因此有時候排尿不一定排得很乾淨，需要經常敲尿才能把殘尿解乾淨，避免尿路感染。

　　剛受傷的時候，可能因為還無法有效的排空膀胱，所以會有尿路感染發生，也因此造成腎水腫。要注意的是，有腎水腫的人，問題一定出在膀胱壓力過高。時間久了，有時候膀胱會逐漸因為神經性的變化而產生肥厚，脹尿時膀胱內的壓力上升。也因此，在你晚上睡覺時，因為尿道外括約肌比白天要放鬆得多，所以當膀胱脹尿時，升高的壓力會讓尿液滲透出來，導致尿布上滲濕。有這種現象，應該要檢查腎臟有沒有水腫？膀胱壓力是否過高？如果較高，可以使用藥物降低膀胱內壓，也可以減少腎臟的負擔，避免時間久了，逐漸又影響到腎臟的功能。不管你有沒有尿路感染，或是有沒有排尿困難、尿失禁等情形，定期檢查還是必要的。

Q4-4
脊髓損傷者的尿路感染

我本身胸髓五、六、七節不完全損傷到現在三年，一個月平均泌尿道感染最少一次至多三次，不管插尿管或是導尿都沒有改善。本身尿尿知道但憋不住（尿完殘尿約還有 100 毫升），目前尿路動力學檢查 300 毫升才想尿，膀胱腎臟無結石，看過好幾個醫師都無解。

Answer

　　胸髓第五、六、七節受傷之後，最常見的神經學變化便是膀胱反射亢進，以及逼尿肌與尿道外括約肌共濟失調。這樣的神經病變會導致膀胱萎縮，只要一脹尿，膀胱內壓上升，就會破壞膀胱表皮，因此很容易造成尿路感染。雖然有導尿，可是因為導尿的時間不確定，也會讓膀胱處在一個高壓之下。

　　現在你的腎臟還沒有水腫，但是以後仍然可能會逐漸產生腎水腫以及反覆腎盂腎炎。最好的辦法就是趕快檢查，確定膀胱的問題，然後使用藥物，例如肉毒桿菌素注射或者是抗膽鹼藥物，讓膀胱壓力降低，同時讓尿道括約肌以及膀胱頸也能夠放鬆得比較好，這樣子才能夠改善你的排尿及儲尿問題。

Q4-5

膀胱過動症與藥物治療原則

我是頸髓第四節受傷，已經受傷三年六個月，受傷住院時做尿路動力學，醫生說膀胱過動造成腎水腫，所以有服用膀胱過動症的藥（得舒妥膜衣錠與貝坦利持續性藥效錠）。但是泌尿科醫生說我又不會自己尿尿，也不會漏尿，膀胱就已經不會動了，為什麼還要吃這些藥來控制膀胱？叫我把這些藥停掉，請問醫師有什麼建議？

Answer

頸髓第四節受傷的脊髓損傷者，膀胱都會有過動的現象。因為膀胱過動，產生膀胱內壓力過高，因此如果沒有按時導尿或者是膀胱過脹，也會導致腎水腫。使用得舒妥以及貝坦利治療膀胱高壓，是正確的給藥方式。無法排尿是因為膀胱反射亢進的時候，尿道括約肌也同時會有共濟失調的情形，所以不會漏尿，但是膀胱內壓過高，仍然會影響到腎臟。

其實像你這種屬於高危險群的脊髓損傷患者，受傷之後必須要定期做尿路動力學檢查，偵測膀胱內壓以及最適當的導尿容量，以避免腎臟受損。建議你還是要趕快檢查，

如果使用口服藥物效果不佳，也可以改用肉毒桿菌素注射，對於你的膀胱以及腎臟才能夠有好的保護作用。

有些醫師並不懂得尿路動力學的原理，只有看病人會不會漏尿，來決定是否給藥，這都是非常不正確而且危險的事情。

Q4-6
脊髓損傷者的頻尿及尿失禁

我是螺絲鎖進脊髓神經受損（兩年半），近來兩、三小時就想去導尿（之前是四小時導一次），大便也兩、三天才排得出來（之前是每天）。躺在床上要起來尿尿時，三不五時走到一半就尿失禁了。這個問題該如何解決呢？還是就醫比較好？

Answer

　　脊髓損傷的膀胱反射亢進，會隨著時間改變而變化。排尿時間變短，而且漏尿情形變得嚴重，很可能還是跟神經病變的變化有關係。應該要趕快做尿路動力學檢查，確定膀胱的反射亢進和適當的導尿時間以及膀胱的容量，這樣才能保護你的腎臟不至於受傷。

Q4-7
高位脊髓損傷的膀胱容量與導尿原則

我本身是 T4 完全脊髓損傷，目前仍以藥物控制，沒有打肉毒桿菌素，可在 400 毫升左右導尿就不會漏尿，若沒有導就會漏出，但還是常規約四小時，不管有無漏尿都會將殘尿導出。近來發現若整天坐輪椅沒讓腳抬高，睡前導完尿後到隔天（約七小時）醒來導尿就會多達 800~900 毫升，平常膀胱超過 400 毫升就會反射，但有幾次常會發生這種狀況。我想請問：

> 1. 若知道會發生導尿一次 800~900 毫升時，我該分段導尿多少毫升後拉出來休息多久再繼續？因我知道一次太多似乎會讓膀胱痙攣？
>
> 2. 若一次這麼多的尿量，我該如何處置，後續才能讓膀胱適當休息？是多喝水？導尿頻率多一點？或是有其他建議？

Answer

　　胸髓脊髓損傷的人由於下半身血管張力不好，在坐姿時血液會堆積在下半身，不只可能造成姿態性低血壓，也會因為水分滯留在下半身，讓腎臟製造尿液的速度降低。一旦平躺，下半身的水分回流，腎臟製造尿液的速度加快，就容易在夜間平躺睡眠時讓膀胱過脹。因此，如果沒有在白天找到時間抬高腳，讓尿液先製造一些出來，就容易在夜間尿液製造過多，即使睡前嚴格限制水分攝取。要減少這種狀況，除了找時間抬高腳之外，還可以在早上下床前穿彈性襪、限制水分滯留在下肢。另外一種方法是在睡前服用抗利尿激素，但是這可能會造成低血鈉，需要由醫師定期監控。

　　脊髓損傷者的膀胱容量最主要是以膀胱內壓不得超過一定壓力為標準，例如 $40\ cmH_2O$。如果超過這個壓力，可能會造成膀胱表皮受傷，容易發生尿路感染，也有可能會影響到腎臟功能或是發生尿失禁。所以有脊髓損傷的人，一定要定期檢查膀胱內壓，確定安全性的膀胱容量。

　　可以小便的傷友也要注意，有時候你的膀胱內壓過高，容易尿失禁，或是你雖然會小便，但是膀胱的殘尿量也會逐

漸增加。這些就是危險的訊號，可能會產生反覆性的尿路感染或是腎臟水腫。

不能小便的傷友則更要注意，因為我們膀胱如果沒有感覺，或是因為尿道括約肌太緊，當膀胱內壓上升的時候，你是無法察覺的。除非發生了尿路感染或是腎臟水腫，產生腰痛、發燒等症狀，才會被醫生發現。

所以我要建議所有的脊髓損傷朋友們，至少一年要檢查一次泌尿系統，包括膀胱的超音波、殘尿量、以及腎臟超音波和腎功能檢查。比較具有膀胱高壓的高危險群，甚至每兩年就應該檢查一次膀胱功能，確定安全性的膀胱容量，才能夠讓我們永保健康。

Q4-8

脊髓損傷者陰莖縮小無法綁住尿套，怎麼辦？

男性脊髓損傷病人，膀胱脹想尿尿的時候，陰莖一直萎縮，綁著尿套都會脫落，有沒有辦法可以改善？

| Answer |

有些男性病人因為陰莖神經受損，所以沒有辦法脹大。長期以後海綿體萎縮，使得陰莖變得十分短小，連綁尿袋都沒有辦法。為了解決這個問題，可以考慮在陰莖海綿體裡面植入人工陰莖，使其維持一定的長度和硬度，這樣子就可以用尿套綁在上面，讓自己排尿。

Q4-9

馬尾症候群大小便失禁的困擾

我是馬尾症候的患者，我大小便失禁的問題。近來上班常失禁拉屎讓我很困擾，不知有何解決的方法？

Answer

　　馬尾症候群會造成外括約肌鬆弛，所以只要大便太軟，腹壓增加時就會拉屎，的確很困擾。有許多方法可以改善這種狀況，最好的方法是讓直腸不要有糞便堆積。直腸有糞便堆積不僅會造成整個大腸蠕動變慢、增加便秘的嚴重度，還會造成內括約肌反射性鬆弛而讓大便持續滲漏。

　　在醫師、護理師的指導下，學會以手清空直腸是最好的方法。配套措施包含攝取足夠纖維素或服用洋車前子，讓糞便成形不要太軟而易於挖出。清空直腸前做腹部按摩，讓大腸的糞便下降到直腸，以利一次清空。

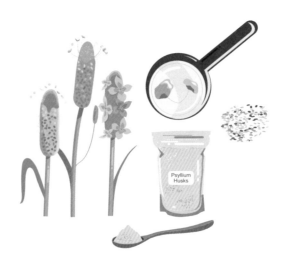

留置導尿的膀胱感覺

請問有裝尿袋的病人，換導尿管時尿尿一直流出，知道有尿尿流出的感覺，這樣是不是可以拿掉尿袋？還是有想尿尿的感覺才可以拿？可是裝著導尿管不是有尿就會直接排出，會有想尿尿的感覺嗎？

Answer

　　裝尿袋的脊髓損傷病人有兩種原因，一是無法小便，二是漏尿漏得厲害。換尿管的時候，剛拔掉時，尿道外括約肌會呈現較為鬆弛的狀態，因此有時尿管剛拔掉，膀胱裡面剩餘的尿會一直流出來。另外一種可能，就是膀胱有收縮力，但是逼尿肌尿道外括約肌共濟失調，這時候換尿管會刺激到膀胱收縮而產生漏尿。脊髓損傷的人，有些人膀胱有感覺，有些沒感覺，定期更換尿管之前，最好能夠確定膀胱裡面尿液已經排空。在更換尿管時漏尿其實沒有關係，不會影響下泌尿道的功能。

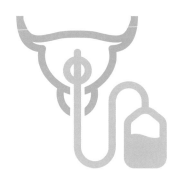

Q4-11

幹細胞神經修復治療脊髓損傷的可能性

最近看到一則報導標題是「BMSC 治療脊髓損傷申請案」，再搜尋相關類似報導，發現有些醫院也已開始進行這樣的手術。想請問醫師對這個手術了解嗎？您有什麼看法及建議，可以提供給傷友們參考？成功率不知是多少？畢竟也不少錢！

Answer

　　對於慢性脊髓損傷病人，使用骨髓幹細胞進行神經修復的治療，其實不是新的研究。早在二、三十年前，歐美許多醫學中心都已經做了相關研究。在臺灣，臺北榮總鄭宏志醫師的團隊，也有做過類似的研究。

　　這種治療對於神經修復會有一些幫助，但絕對不是大家所想像與期待那般，有那麼大的變化。有些人可能只有一點點進步，還不足以讓他起來走路，或是像正常人一樣的活動。但是大家要知道，神經修復是很緩慢的，有些人沒有經過治療，他的神經學的進步，也會隨著受傷時間延長而有一些改變，並不見得完全是這些骨髓幹細胞治療的效果。

　　大家對於這種治療的期待過高，往往會帶來相當大的失望。過去，鄭宏志教授在選擇病人非常的嚴謹，只有少數的病人可以進入研究。現在因為生技公司的介入，所以收費很高，如果不是經濟較寬裕的人，恐怕無法負擔這種治療費用。而且治療時程很長，不是一次治療就可以改善，治療的結果也常常不如預期。如果有想要接受這種治療的人，千萬要詢問清楚，而且不要有太高的期望。

MEMO

肉毒桿菌素治療脊髓損傷之排尿困難及尿失禁

05

泌尿小學堂

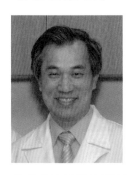

花蓮慈濟醫院泌尿部
郭漢崇 主任

脊髓損傷由於受傷部位不同,可能會有各種不同的神經病變之表現。排尿反射中樞位於薦髓第二至四節,因此高於此節的脊髓傷害會造成上運動神經元的排尿障礙,亦即產生逼尿肌與尿道外括約肌的反射亢進。而在此節以下的脊髓傷害則造成下運動神經元排尿障礙,產生逼尿肌與外括約肌反射低下或是無反射。病人的傷害究竟是屬於何種類型,端視其傷害部位及程度而定。

大部分脊髓損傷在薦髓以上的病人,在脊髓休克期後會產生無法抑制或是反射性的逼尿肌反射亢進之排尿障礙。然而仍然有一

部分的脊髓損傷病人會持續有無反射或反射低下的膀胱功能障礙。大部分的薦髓上脊髓損傷的排尿障礙會包括膀胱、膀胱頸和尿道外括約肌的功能失調，也就是會產生逼尿肌尿道外括約肌共濟失調（detrusor sphincter dyssynergia）的現象。這種現象使得在排尿動作發生時，尿道外括約肌反射性的增強其活性，而導致功能性膀胱出口阻塞。如果受傷的程度很高，很可能會連膀胱頸和交感神經都出現異常反射亢進的現象，稱之為自主神經反射亢進（autonomic dysreflexia）。這種自主神經反射亢進的現象，會使得病人在排尿時，除了有膀胱出口阻塞之外，還會產生全身性交感神經活性上升的現象。因此脊髓損傷的病友可能會因為反射亢進，而產生急迫性尿失禁。

當病人有了尿失禁反射及無法抑制的向外排尿，由於高位的脊髓損傷病友對於尿液急迫感或是脹尿感並沒有感覺，因此便會產生尿失禁的情形。但在薦髓以上脊髓損傷的病友，則因為尿道括約肌具有共濟失調，因此在排尿時尿道外括約肌緊閉，而導致較高的排尿壓力。病人除了會有尿急失禁的症狀之外，也會因為排尿壓力較高而容易產生尿路感染、腎水腫或是尿毒症等問題。

🫀 肉毒桿菌素注射在尿道外括約肌

肉毒桿菌素可以抑制支配肌肉的神經之傳遞物質的釋放，因此在注射肉毒桿菌素之後，注射的周圍肌肉即會變為鬆弛而沒有收縮力。我們可以使用肉毒桿菌素經由尿道注射尿道外括約肌，使得尿道外括約肌變為較鬆弛，因此可以有效的抑制排尿時尿道外括約肌活性過度的表現，而使得排尿壓力降低，病人的排尿也可以較為順暢。

這種現象在注射逼尿肌反射亢進及尿道外括約肌共濟失調的病人，有相當不錯的效果。而且經由尿道外括約肌的注射，有些病人也可以降低自主神經反射亢進的發生，使得病人在排尿時較不會有頭痛、

血壓上升等自主神經反射亢進的現象。但是經由尿道注射肉毒桿菌素，並不是對每個病人都能產生一致的效果。有些病人由於尿道外括約肌的活性相當高，可能在注射一次之後無法達到治療效果，必須在兩週內重覆注射以達到確實的效果。但能夠治療有效的病人，可能在三至六個月之內，達到非常理想的放鬆尿道括約肌之目的，使得病人的排尿轉為順暢，減少尿路感染的發生。

部分薦髓以及薦髓以下脊髓損傷的病人，其下尿路功能異常是來自於逼尿肌無反射，病人必須使用腹壓或是使用手壓來排空膀胱。此時尿道外括約肌的肌肉張力變得相當重要，因為尿道外括約肌較為緊張，病人在排尿時便會相當困難，排尿後的殘尿也會增加。這種病人也可以使用肉毒桿菌素注射在尿道外括約肌上，使得病人在排尿時可以有較低的尿道阻力，病人可以用較少的力量將膀胱排空。此種治療並不只限於脊髓損傷後的逼尿肌無反射膀胱，也可以適用於其他因為手術導致骨盆腔內神經病變，或是糖尿病的病人之逼尿肌無反射，同樣可以達到降低尿道阻力、促進排尿的效果。

❤ 肉毒桿菌素注射在逼尿肌

由於膀胱的逼尿肌是一種平滑肌，逼尿肌的收縮力同樣是受到膽鹼神經的支配，因此使用肉毒桿菌素注射在逼尿肌上，也可以有效抑制乙醯膽鹼的釋放，而促成逼尿肌的鬆弛。對於反射亢進導致的逼尿肌活性過強產生之尿失禁，使用肉毒桿菌素注射也可以有效降低逼尿肌的反射，使得膀胱容量增大。但是這種注射同時也會降低逼尿肌的收縮強度，因此病人在排尿時可能會有較多的殘尿，在注射之後必須用較長的時間刺激膀胱來排空尿液。

使用肉毒桿菌素注射逼尿肌來抑制逼尿肌反射亢進，並且治療脊髓損傷患者的尿失禁，並不適合所有的病人。因為病人的手部如果無

法用力，或是病人無法使用腹壓排尿，我們使用肉毒桿菌素將逼尿肌變成為反射低下後，病人反而無法順利的使用間歇性自行導尿或是用腹壓來排空尿液。因此這種治療只限於部分可以自理其排尿的病人，或者期待不會有明顯的尿失禁，而能提高生活品質的病友們。

對於女性脊髓損傷病友的效果可能比男性來得好。因為女性病友必須使用尿布，而無法像男性病友一樣使用尿套來引流尿液。因此讓女性病友得到較不失禁的情況，使用肉毒桿菌素會有較好的效果。使用肉毒桿菌素來治療脊髓損傷導致的排尿障礙是一個新的嘗試，初步的結果也令人十分滿意，而且副作用相當少。我們相信科技日新月異，對於脊髓損傷者的排尿障礙，也必然會有愈來愈多的治療方法。而在等待最新的醫療科技來恢復我們的下尿路功能之前，最好先嘗試一些不會有永久性傷害的治療方法，而使用肉毒桿菌素注射正是這一種治療方法。

由於肉毒桿菌素是一種蛋白質，因此在治療時間過後，即會因為蛋白質失去作用而恢復原狀，對於下尿路的功能不會有太多負面的影響。因此，如果病人具有嚴重的尿道外括約肌共濟失調，或是逼尿肌反射亢進，我們可以使用這種藥物治療來改善排尿障礙。但對於尿道以及膀胱的功能卻可以保持一個較好的狀態，而不至於因為不當的排尿處置，而使其遭受破壞，導致日後我們有新的科技發展出來時，卻無法享受到新科技所帶來的好處。

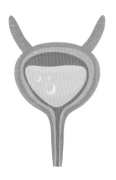

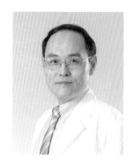

中國醫藥大學附設
醫院婦女泌尿科
鄒頡龍 主任

脊髓損傷導致的下尿路神經性功能障礙

　　脊髓損傷導致神經受傷，會造成不同程度的下尿路神經性功能障礙。脊髓損傷的病人可能會因為逼尿肌活性過強導致尿液儲存上的困難，或是因為尿道括約肌缺損而造成應力性尿失禁。也有可能因為逼尿肌無反射、逼尿肌收縮力低下、膀胱頸功能失調、或是尿道外括約肌共濟失調，而導致膀胱排空的困難。有些病人會合併有膀胱儲存以及排空的困難，造成病人又會漏尿，而且尿排不乾淨，必須要包著尿布，而且要用間歇性導尿來排空膀胱。

　　最近三十年來，由於肉毒桿菌素在臨床應用上的發展，被發現對於慢性脊髓損傷病人的下尿路功能障礙，可以有相當大的用處。肉毒桿菌素可以有選擇性的調控神經傳遞物質的傳導，造成神經所支配部位肌肉的麻痺，或是造成感覺神經受器的作用降低，使得神經疼痛減輕，改善異常的感覺障礙。肉毒桿菌素同時具有抗發炎的作用，可以改善病人慢性發炎以及與發炎相關的功能性障礙（圖 5-1）。

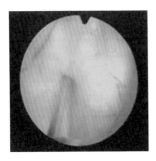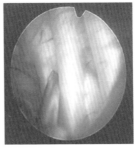

圖 5-1　使用肉毒桿菌素注射在膀胱內，以治療神經性因膀胱過動症。

　　過去的研究也發現，使用肉毒桿菌素注射在尿道外括約肌上，可以改善病人的排尿困難，使得逼尿肌尿道外括約肌共濟失調造成尿道阻力的影響減低。而將肉毒桿菌素注射在具有逼尿肌活性過強的膀胱肌肉上，更可以降低膀胱內壓、改善病人的尿失禁。

　　臨床上使用肉毒桿菌素已經被廣泛地延伸到治療各種神經性因逼尿肌活性過強所造成的尿失禁。不論是成年人的脊髓損傷或是小孩子的脊髓膜膨出，以及其他中樞神經性的神經性下尿路功能障礙，都可以有效的得到相當程度的改善。

　　對於高位脊髓損傷所造成的自主神經反射亢進（autonomic dysreflexia），肉毒桿菌素也可以有效的減少自主神經反射亢進發生的頻率以及程度。然而注射肉毒桿菌素仍然有一些副作用，例如尿路感染，便成為這一類病人在治療後常見的併發症。雖然原因常常是來自於病人膀胱本身壓力過高，以及膀胱存在著慢性細菌感染，但這樣子的併發症，卻常常使得許多病人裹足不前，不敢去接受這種治療。

💟 肉毒桿菌素的作用機轉

研究證明肉毒桿菌素可以在神經末稍分裂一種稱之為 SNAP 25 的蛋白質受器複合體。因此，可以抑制經由神經末稍囊泡攜帶的神經傳遞物質，在神經細胞表皮的釋放。也因此可以抑制經由這些神經末稍釋放神經傳遞物質到達受體，所產生的各種功能性運動或是神經性的生理活性，包括肌肉的收縮、腺體的分泌，以及感覺的傳遞，甚至是發炎物質的傳導，都可以利用肉毒桿菌素的注射而達到抑制效果。

過去的研究也顯示，從膀胱逼尿肌上注射肉毒桿菌素，可以有效影響神經節前的副交感神經以及交感神經的運動神經纖維及感覺纖維。經由抑制乙醯膽鹼的釋放，而造成膀胱運動神經元和膀胱平滑肌的麻痺。後續的研究也發現，肉毒桿菌素的注射可以減少人類膀胱膽鹼受器 M2 及 M3，以及嘌呤受器 P2X2 及 P2X3 的表現。經由肉毒桿菌素注射之後，抑制了排尿反射的感覺及運動神經的作用。因此可以減低神經性膀胱的逼尿肌活性過強，尤其是在脊髓損傷之後所產生的神經性因逼尿肌活性過強所導致的尿失禁。

除此之外，肉毒桿菌素也被發現可以改變 ATP、神經促進因子、以及一氧化氮（NO）的釋放。經由這些膀胱表皮神經傳遞物質的抑制，肉毒桿菌素可以減低病人的感覺性急尿感。不論是在神經性因或是非神經性因的膀胱功能障礙，肉毒桿菌素都可以達到同時抑制運動以及感覺活性過強的作用。而在具有逼尿肌尿道外括約肌共濟失調的脊髓損傷病人身上，尿道括約肌注射肉毒桿菌素，同樣可以降低尿道橫紋肌的肌肉張力，減少尿道阻力，改善病人的排尿障礙。

在這些作用當中，研究也發現肉毒桿菌素對於抑制膀胱的收縮力比起抑制尿道外括約肌的張力要來得更為長久。顯示肉毒桿菌素對於膀胱的逼尿肌活性過強之抑制，可能一部分是來自於對於感覺神經的抑制所產生。

尿道外括約肌肉毒桿菌素治療逼尿肌尿道外括約肌共濟失調

　　肉毒桿菌素首先用在泌尿科，便是用來注射於尿道外括約肌上，改善脊髓損傷病人的逼尿肌尿道外括約肌共濟失調造成之排尿困難。注射之後，病人通常可以改善自然排尿，減少需要自行導尿的不方便。通常我們可以使用 100 單位肉毒桿菌素注射，大約在注射後一個星期便開始有作用。有些病人在注射後兩、三天就有明顯的排尿順暢。或是因為導尿困難，注射肉毒桿菌素之後，便可以輕鬆的自行導尿，而其療效可以維持三至六個月（圖 5-2）。

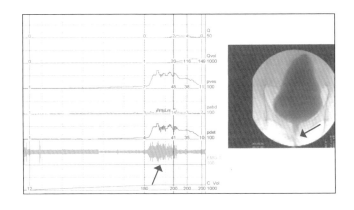

圖 5-2　慢性脊髓損傷導致尿道外括約肌共濟失調（箭號），可以使用肉毒桿菌素注射治療。

　　注射的時候，我們可以發現病人最大尿道閉鎖壓力減低、尿流速增加、殘尿減少。尿道外括約肌注射肉毒桿菌素，可以經由會陰部注射到括約肌周圍，或是經由尿道直接注射在括約肌裡面，都可以得到相似的治療效果。而那些因為神經性因逼尿肌活性過強導致高壓性排尿而產生的反覆性尿路感染，在尿道外括約肌注射肉毒桿菌素之後，也有 50% 的病人可以得到改善，主要原因還是在於降低膀胱內壓及殘尿量。

不過由於注射的劑量尚不穩定，以及病人在注射之後會有比較明顯的尿失禁，以及膀胱仍然無法完全排空等問題，所以這種治療至今尚未成為標準的治療方法。尤其是有些病人在注射肉毒桿菌素之後，尿失禁變得比較嚴重，導致病人在自我排尿處置上發生問題。因此病人也常常會在注射完之後，放棄這種治療，轉換到逼尿肌注射肉毒桿菌素來改善尿失禁，而使用間歇性自行導尿，定時將膀胱排空。

雖然如此，尿道外括約肌注射肉毒桿菌素，仍然具有相當重要的治療價值。對於那些因為尿道外括約肌共濟失調導致導尿非常困難的病人而言，注射肉毒桿菌素可以有效使病人輕鬆導尿，減少因為過度脹尿所產生的一些自主神經反射亢進，或是反覆的尿路感染。

有些病人脊髓損傷導致的神經缺損較為輕微，但是仍然有逼尿肌尿道外括約肌共濟失調。我們可以為這類病人注射肉毒桿菌素，改善他的排尿狀況，而不需要利用自行導尿來排空膀胱，尤其是具有橫斷性脊髓炎、多發性硬化症以及脊髓中風等病變。對於不完全性脊髓損傷的病人而言，這種治療更適合，可以改善其排尿狀況，減少病人對於自行導尿的依賴性。然而反覆注射是必要的，因此也只有在適當選擇性的病人，才適合持續使用這種治療。

❤ 肉毒桿菌素治療自主神經反射亢進

對於高位脊髓損傷的病人而言，除了逼尿肌尿道外括約肌共濟失調之外，另外一個對於病人相當困擾的後遺症，便是自主神經反射亢進。發生自主神經反射亢進的時候，會導致病人血壓上升、頭痛、冒汗、反射增強。如果沒有及時加以處置，有時會出現腦中風，甚至危及生命安全。

發生自主神經反射亢進，並不全然是因為膀胱脹尿所引起，有時由於受傷部位以下的表皮或是臟器的傳入神經過強，或是長期便秘，

也都會導致脊髓損傷病人產生自主神經反射亢進。通常脊髓損傷部位在胸髓第六節以上，比較容易產生自主神經反射亢進。除了膀胱脹尿、糞便堆積直腸之外，尿路感染也經常會讓自主神經反射亢進較為明顯而嚴重。因此過去的研究也發現，將肉毒桿菌素注射在逼尿肌或是尿道外括約肌，都可以有效減少自主神經反射亢進的發生或是減少其嚴重程度，使得病人在膀胱脹尿時，自主神經反射亢進可以減輕。肉毒桿菌素對於自主神經反射亢進的治療，可能是來自於減少膀胱內壓，或是抑制感覺傳入神經的作用所達成。

　　然而，我們過去的臨床經驗也發現，有些病人在注射肉毒桿菌素於膀胱逼尿肌後，反而會激發產生嚴重的自主神經反射亢進。雖然如此，大約有 62% 的病人可以在肉毒桿菌素注射之後，得到自主神經反射亢進嚴重程度的改善。而只有少數的病人會在注射之後，造成自主神經反射亢進的惡化。

　　脊髓損傷病人由於萎縮性膀胱或是高壓性膀胱，或是因為上尿路產生病變，而需要做膀胱擴大整型手術。整型手術之後，病人原來的膀胱仍然會在脹尿時產生自主神經反射亢進。此時我們也可以使用肉毒桿菌素注射在原來的膀胱上，同樣可以有效改善這種自主神經反射亢進的作用。

　　不過，由於經由膀胱注射肉毒桿菌素，會導致膀胱壁的受傷，產生表皮下傳入神經的急性發炎，因此也可能會激化自主神經反射亢進的產生，使得病人自主神經反射亢進的症狀在治療注射之後，反而會變得更加嚴重。而這種不好的經驗，往往也使得這些病人日後不敢再嘗試以注射肉毒桿菌素來治療神經性因逼尿肌活性過強及尿失禁。雖然如此，我們還是會鼓勵病人利用肉毒桿菌素的注射，來治療較為嚴重的自主神經反射亢進，並且提升病人的生活品質。

♡ 肉毒桿菌素治療神經性因逼尿肌活性過強

　　使用肉毒桿菌素治療神經性因逼尿肌活性過強導致的尿失禁，已經成為世界各國治療尿失禁的標準療法。通常我們會在逼尿肌活性過強使用抗膽鹼藥物效果不佳之後，再用肉毒桿菌素注射。由於二十年來對於肉毒桿菌素的藥理作用之了解，現在大部分的醫師已經可以使用這種方法，來治療因為神經性因導致的逼尿肌活性過強，或是非神經性因的膀胱過動症造成的尿失禁（圖 5-3）。

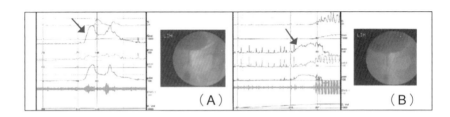

圖 5-3　使用肉毒桿菌素治療神經性因逼尿肌活性過強。（Ａ）注射前排尿壓力高（箭號）。（Ｂ）注射後膀胱容量增加（箭號），排尿壓力亦會下降，病人尿失禁得到改善。

　　對於因為脊髓損傷造成的神經性因逼尿肌活性過強，使用膀胱內注射 200 單位肉毒桿菌素，可以有效的使得病人恢復到尿不失禁的狀況，而且持續六到九個月之久。一般注射是以 200 單位的劑量，就可以達到理想的效果。但部分病人可能需要增加到 300 單位，才能達到較顯著的療效。治療之後，病人可以增加膀胱容量、降低膀胱內壓、增加膀胱的適應性，改善尿失禁的情況。

　　但是因為肉毒桿菌素注射後逼尿肌收縮力降低了，所以便不能期待在治療之後，仍然能像治療前可以自行排尿。所以願意治療的病人必須要能接受自行導尿的處置，如果不能或是不願意接受自行導尿的病人，便不適合使用肉毒桿菌素來治療他的尿失禁，否則可能在注射之後會造成大量殘尿以及反覆性的尿路感染，反而會造成更嚴重的副作用。

研究顯示，脊髓損傷具有神經性因逼尿肌活性過強的病人，在注射肉毒桿菌素之後，不但能改善尿失禁的嚴重程度，也可以有效降低自主神經反射亢進的嚴重度，並且改善生活品質。

較早的研究都是以 300 單位肉毒桿菌素，來治療脊髓損傷的神經性因逼尿肌活性過強。注射之後，可以有效增加膀胱容量、降低反射壓力、以及增加膀胱的適應性。不論是傷害性脊髓損傷，或是因為多發性硬化症、橫斷性脊髓炎、或是脊髓中風等脊髓病變，肉毒桿菌素都具有相似的療效。

現今美國、臺灣的食藥署通過的劑量是 200 單位，而且第一次注射之後的療效與多次注射之後的療效也差不多。根據一個大型的研究分析顯示，對於脊髓損傷的神經性因逼尿肌活性過強，肉毒桿菌素注射可以得到每天漏尿的次數減少 63%、每天自行導尿的次數減少 18%、以及增加 68% 的膀胱容量、增加 61% 反射性的膀胱容量、以及降低 42% 的最大逼尿肌收縮壓力。

病人的健康相關生活品質指數，在治療之後，也有顯著的增加。有症狀的尿路感染，在治療之後也可以有顯著的減少。雖然一些注射之後的副作用，例如：尿路感染、膀胱疼痛、暫時性血尿以及自主神經反射亢進，可能在注射之後會發生，但是大部分病人仍然覺得注射之後，能得到滿意的治療結果。因此，只要在注射後給予一段時間的抗生素預防尿路感染，或是藥物來減少自主神反射亢進的發生，大部分的病人都可以安全而有效的得到肉毒桿菌素注射的效果。

部分脊髓損傷的病人接受 200 單位肉毒桿菌素注射之後，其逼尿肌活性過強可能會在較短的時間復發，而讓病人開始恢復有尿失禁的狀況。如果我們在注射之後，同時給病人使用抗膽鹼藥物來治療其尿失禁，等到肉毒桿菌素的療效漸漸消失時，病人通常可以得到持續的效果，而且生活品質也可以提高，減少必須反覆注射肉毒桿菌素的頻率。

❤️ 肉毒桿菌素治療神經性膀胱的生活品質改善

　　如果以生活品質的指數來看，脊髓損傷的病人可選擇接受逼尿肌肉毒桿菌素注射以治療尿失禁，治療後繼續用間歇性自行導尿，也可選擇使用尿道括約肌注射肉毒桿菌素，來讓病人自行排尿，但會有較嚴重的尿失禁。大部分的病人仍然會選擇逼尿肌注射肉毒桿菌素，雖然使用間歇性自行導尿稍微不方便，但比起持續的漏尿，病人會覺得生活品質較為改善。也因此接受逼尿肌肉毒桿菌素注射的脊髓損傷病人，大約有三分之二仍然會持續的接受肉毒桿菌素的注射。而其中有90%的病人，覺得生活品質有明顯的改善，而且滿意治療的結果。比起沒有使用肉毒桿菌素注射的病人，不論是注射 200 單位或是 300 單位的脊髓損傷病人，會覺得在治療後有較好的生活品質改善。

　　雖然大部分的臨床研究都顯示，逼尿肌注射肉毒桿菌素對於脊髓損傷神經性因逼尿肌活性過強，有 70% 左右的成功率，但是仍然有部分的病人經過多次的注射之後，療效逐漸減少，或是縮短肉毒桿菌素對於逼尿肌活性過強的效果。

　　有些病人在經過幾年的注射之後，因為效果減低，必須要反覆注射或是增加劑量，才能改善他的尿失禁症狀。因此，病人也會放棄繼續注射，或是改用腸道膀胱擴大整型手術，來徹底治療尿失禁。這種病人很可能是因為身體裡面所產生肉毒桿菌素的抗體較多，因此會減低後續注射肉毒桿菌素的效果。因此，對於這種病人，我們會建議不要太頻繁注射肉毒桿菌素，最好是每一年注射一次。而當肉毒桿菌素效果漸漸消失時，再加上抗膽鹼藥物或是 mirabegron 這一類的藥物，來延長治療的效果，並且讓肉毒桿菌素在身體裡面所產生的抗體能夠完全消失之後，再接受下一次的治療。

❤ 肉毒桿菌素治療神經性膀胱的副作用

　　與肉毒桿菌素注射相關的副作用，最常見的是尿路感染、排尿困難以及需要間歇性導尿。由於肉毒桿菌素可以有效降低逼尿肌的收縮力，導致殘尿過多或尿滯留。因此接受肉毒桿菌素注射後的病人需檢測殘尿量，如果殘尿過多需要間歇性導尿。如果沒有按照醫師指示進行間歇性導尿，有可能導致後續的尿路感染。注射肉毒桿菌素十分簡單，一般可在門診施行，但必須服用抗生素以預防注射之尿路感染發生（圖5-4）。

　　有些病人因為無法應付這些原先沒有預期的副作用，因此會對於這種治療產生失望。其實最主要原因還是對於這種治療期待過高，或是他的膀胱狀況並不適合使用肉毒桿菌素來治療。如果病人的膀胱容量足夠，注射肉毒桿菌素之後，可以讓膀胱增加到400~500毫升。因此只要每天排尿六至七次，便可以有效的排空膀胱、降低膀胱內壓、減少尿失禁。

　　但如果病人膀胱容量太小、適應性不好，縱然注射肉毒桿菌素，仍然可能會有滿溢性尿失禁或是容易造成反覆性的尿路感染。此外，自主神經反射亢進也在少數病人具有高位脊髓損傷者，在注射肉毒桿菌素之後，產生較為嚴重的自主神經反射亢進。

　　整體而言，不論是注射200單位或是300單位肉毒桿菌素，病人的滿意度大概有60%，治療效果不佳的約有30%、反覆性尿路感染或是較為嚴重的自主神經反射亢進只占少數。對於脊髓損傷病人具有注射後的副作用時，我們應該仔細的檢查他的膀胱功能、膀胱容量、膀胱反射時的壓力以及適應性，調整劑量以及注射方法，仍然可以使得病人得到理想的治療結果。同樣一個劑量或是同樣的注射方法，有時候並不能夠完全適合所有的脊髓損傷神經性因逼尿肌活性過強的治療。

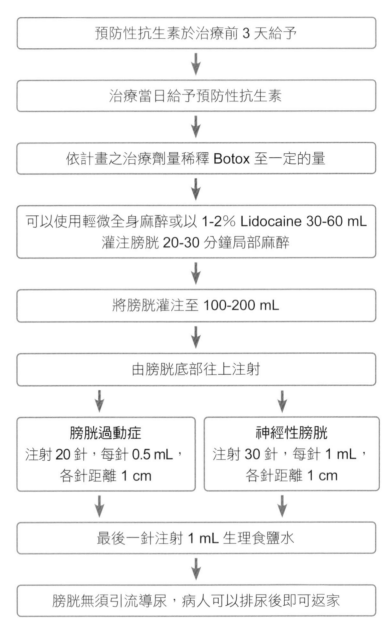

圖 5-4　肉毒桿菌素施打前後之步驟及注意事項

❤ 肉毒桿菌素治療小兒神經性下尿路功能障礙

　　雖然肉毒桿菌素主要的適應症，在於成人的脊髓損傷或多發性硬化症導致之神經性因逼尿肌活性過強及尿失禁，但是小孩子的神經性下尿路功能障礙，也有許多臨床的報告顯示，肉毒桿菌素具有療效。通常對於小孩子的注射肉毒桿菌素，劑量是每公斤 5~10 單位，注射 30~40 個部位。注射之後病人的膀胱容量可以增加、逼尿肌壓力降低、膀胱適應性顯著的增加。因此對於有脊髓膜膨出，同時逼尿肌活性過強導致尿失禁，同時對於抗膽鹼藥物治療效果不佳的小孩具有療效，其治療效果可以維持大約八個月。

　　反覆的肉毒桿菌素注射與第一次治療也具有相同的效果，而且有些病人的膀胱輸尿管尿液逆流，在注射之後也可以有顯著的改善或消失。有些病人具有逼尿肌尿道外括約肌共濟失調，或是逼尿肌無收縮力，希望藉助肉毒桿菌素注射來改善自行排尿的效能。肉毒桿菌素在每公斤 2 單位的劑量下注射尿道外括約肌，也可以改善病人的排尿。同時注射肉毒桿菌素於逼尿肌及尿道外括約肌，對於部分同時具有尿失禁及尿道外括約肌共濟失調的小孩，可以得到理想的療效。除了尿失禁改善之外，也可以減少殘尿量，甚至改善病人便秘、減少膀胱輸尿管尿液逆流的程度，而使得腎臟功能得到改善。

　　對於具有脊髓膜膨出，同時有逼尿肌活性過強和尿道外括約肌共濟失調的小孩，尿道注射肉毒桿菌素 50~100 單位，可以有效改善病人的排尿、增加尿流速、減少殘尿量。原來必須要依賴間歇性導尿的小孩，也可以自行排尿。定期的注射，病人也可以有長期的療效。

　　總之，近年來的臨床研究顯示，對於小孩子的神經性因逼尿肌活性過強及尿失禁，而且對於抗膽鹼藥物效果不好的小孩，肉毒桿菌素治療是安全而有效的，而反覆注射也可以得到理想的治療效果。

🫀 逼尿肌肉毒桿菌素注射改善腎臟功能

　　對於具有慢性脊髓損傷的病人而言，慢性腎衰竭是經常碰到的長期併發症，尤其是當病人有較高的膀胱內壓以及大量殘尿，其發生的機會愈高。逼尿肌注射肉毒桿菌素，可以有效的減少膀胱內壓、減少逼尿肌活性過強、增加膀胱的適應性。因此反覆的注射肉毒桿菌素，似乎可以因為有效的降低膀胱內壓，而改善病人的腎功能缺損。

　　在一個為期六年的研究發現，具有神經性因逼尿肌活性過強的慢性脊髓損傷病人，接受反覆的 300 單位肉毒桿菌素注射之後，病人腎功能、腎盂擴張以及膀胱輸尿管尿液逆流的情況，都有顯著的改善。

　　不過我們過去曾經做過一個兩年期，每半年注射一次，總共四次、每次 200 單位肉毒桿菌素的研究，則沒有發現病人的腎絲球過濾率有明顯的上升，不過也沒有下降。不論是使用 200 單位或是 300 單位肉毒桿菌素的注射，在較短期的追蹤上，慢性脊髓損傷的病人，腎絲球過濾率並沒有顯著的改善，可能病人仍然需要有較長期的追蹤，才能看到這種變化。

　　在這些研究隨後的分析也顯示，其實大部分的病人，雖然其神經性因逼尿肌活性過強及尿失禁，在注射肉毒桿菌素之後，都有顯著的改善。但是病人仍然在膀胱脹尿時會出現逼尿肌活性過強及不穩定的收縮，顯示肉毒桿菌素雖然可以增加膀胱容量、減少膀胱內壓，但對於逼尿肌活性過強，仍然無法完全消除，因此，對於腎功能的改善仍然有限。如果能加上抗膽鹼藥物或是 mirabegron，可以使得膀胱容量更為增加、膀胱內壓減少，或許長期以往，對於腎功能的改善會較為有效。

💟 比較肉毒桿菌素及膀胱擴大整型術之生活品質改善

　　對於脊髓損傷神經性因逼尿肌活性過強所導致的高壓性排尿和尿失禁，逼尿肌注射肉毒桿菌素，已經確立是具有相當的療效，而每六至九個月反覆注射肉毒桿菌素可以持續的維持這種治療效果。雖然這種治療一般而言是安全，而且可以接受，少數的病人仍然會出現尿路感染以及自主神經反射亢進的副作用。因此，有些病人仍然無法持續的接受治療，因此部分病人則會轉為尋求永久性的治療效果，來改善其尿失禁或是自主神經反射亢進。此時使用腸道膀胱擴大整型手術，便可以增加膀胱容量、降低膀胱內壓，使得脊髓損傷神經性因逼尿肌活性過強的病人，可以得到永久的療效，而不用反覆注射肉毒桿菌素。

　　使用腸道膀胱擴大整型手術在過去已經被確立具有長期的效果。對於膀胱容量的增加，以及腎功能的保護，確實具有相當良好的療效。不論是大人的脊髓損傷，或是小兒的脊髓膜膨出，膀胱擴大整型手術都有相當不錯的效果，病人的滿意度也都相當高。唯一的缺點是腸黏液的分泌，並不會完全消失。因此，病人在導尿的時候，有時需要使用較粗的導尿管。有時導尿會因為腸黏液的濃稠而阻塞，造成導尿不便以及後續的尿路感染問題。大部分進行膀胱擴大整型手術的脊髓損傷病人，都需要使用間歇性自行導尿。雖然部分的人可以經由膀胱頸切開手術，而改用腹壓排尿或是手壓排尿，但是病人仍然需要學習使用自行導尿的方法，來排空膀胱。

　　少數的病人因為進行這種膀胱擴大整型手術時機太慢，腎功能已經變差。做完手術之後，經由腸道吸收的尿液會使得腎功能快速惡化，導致慢性腎衰竭，甚至是末期腎臟病，而需要進行洗腎。當病人開始進行洗腎之後，尿液減少，腸黏液更難排出，甚至用自行導尿管也不容易將濃稠的腸黏液完全排空，反而會造成反覆的尿路感染，甚至敗血症的嚴重問題。這類病人可能就需要將擴大整型的腸道切除，才能

夠免於產生敗血症的危險。由於具有這些可能的後遺症，因此腸道膀胱擴大整型手術，通常只限於少數的脊髓損傷病人使用。腎功能不佳、手的功能不好，或是無法配合自行導尿的病人，最好不要使用這種方法來治療。

❤️ 比較肉毒桿菌素與腸道膀胱擴大整型手術的脊髓損傷病人治療後的滿意度

　　最近的一個研究也顯示，肉毒桿菌素注射的病人，完全尿不失禁的比例較少。使用腸道膀胱擴大整型手術的病人，則有較高的生活品質指數，以及較好的膀胱容量和膀胱適應性的改善。因此，我們經常會建議病人可以先嘗試肉毒桿菌素注射。如果病人不希望終身定期注射肉毒桿菌素，則可以考慮使用腸道膀胱擴大整型手術來增加膀胱容量、降低膀胱內壓、改善尿失禁的程度。但是如果病人腎功能不好，或是手的功能不佳，我們仍然不建議病人接受這種侵入性、具有高度手術後遺症的治療，以免增加手術後病人產生併發症的機會，反而影響到長期的生活品質。

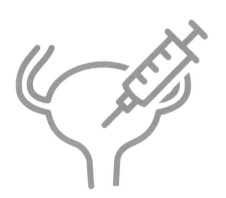

Q5-1

肉毒桿菌素注射後之療效

我這次打肉毒桿菌素，怎麼會不到半年就會漏尿？這次漏尿跟我以前還沒打的情況一樣，漏多導尿少，差不多都漏 200～300 毫升，有時候多一點是 500 多毫升。

Answer

　　每一次注射肉毒桿菌素效果不一定一樣，有時候注射太深，打到膀胱肌肉的藥會比較少。但也有可能在多次注射之後，身體產生抗體，因此會消耗掉打進去的肉毒桿菌素蛋白質，而影響到應有的作用。建議要繼續觀察，可以加上口服藥物來輔助療效。

Q5-2

肉毒桿菌素注射後之症狀

我父親三天前在醫院打肉毒桿菌素，今天他說插尿管的地方會有點痛，而且有漏尿，想請問這樣是不是尿管鬆脫，我們是不是去診所請醫師重新裝導尿管就可以了？

Answer

　　打完肉毒桿菌素之後，膀胱會因注射產生一些發炎，所以膀胱過動變得比較厲害。插尿管的地方疼痛，可能是因為膀胱收縮或尿管本身造成，可以請醫師開立放鬆膀胱的藥物以緩和症狀。注射完之後可以請醫師評估是否能拔掉尿管，改用間歇性導尿，以減少尿管帶來的困擾。

Q5-3
高位脊髓損傷導尿困難之處理方法

有位病人是屬於高位階受損（C3~C6），最近病人張力很大，大到導尿管都快插不進去，而治療張力的藥量已是吃到最高劑量了，請問是否有變通的方式來緩解這種狀況？我是C5、C6完全損傷的患者，平常都是自行導尿，這幾天發現導尿管不好放進去，甚至放不進去，這會是什麼問題呢？

Answer

高位脊髓損傷的人會有膀胱逼尿肌尿道外括約肌共濟失調，所以膀胱脹尿時，尿道括約肌會變得非常緊。有時候膀胱細菌感染或是有便秘，也會使得括約肌變得非常緊，緊到沒有辦法放進導尿管。這個時候應該要小心的自行導尿，否則容易造成尿道受傷，形成瘻管或是化膿。

如果藥物治療效果不好，可以請醫師申請肉毒桿菌素，注射在尿道括約肌，就可以改善。因為原因是來自於膀胱反射亢進，所以從膀胱注射肉毒桿菌素，也會有幫助。我的原則是，膀胱跟尿道同時注射，效果最好。療效大約會維持半年左右，如果開始又變緊，可能就要反覆注射，這是沒有辦法的事情！如果更嚴重的話，可能就要考慮尿道括約肌切開術，讓尿道放鬆，就可以永久解決這個問題。

肉毒桿菌素膀胱注射之適應症

有人說膀胱可以打肉毒桿菌素，請問需要什麼條件才可以呢？

Answer

　　膀胱內注射肉毒桿菌素已經有超過二十年的歷史。基本上，最主要的治療是針對因為神經性病變所導致的膀胱過動症，使用各種藥物效果不佳，這時候我們可以經由健保申請核准後，將 200 單位的肉毒桿菌素注射在膀胱肌肉裡面。這些肉毒桿菌素可以對於膀胱的神經細胞產生抑制作用，抑制肌肉的收縮，使得膀胱回到穩定的狀態。膀胱容量增加、壓力降低，治療後膀胱比較不會亂收縮，也就不會有尿失禁。但是注射完之後，因為膀胱的反射已經受到抑制，導致原來可以自行反射性排尿的人，變得無法有效排尿。因此，需要定時進行間歇性導尿，將膀胱內的尿液排空。所以治療之後，一定要學會自行導尿，千萬不能讓膀胱過脹，否則容易造成尿路感染。

　　如果脊髓損傷的病人，因為尿失禁造成困擾，可以請求醫師進行尿路動力學檢查，確定有膀胱過動症之後，再注射肉毒桿菌素。如果膀胱的感覺並不靈敏或是沒感覺，可以在門診注射就可以，不需要住院。每一年可以注射兩次，每一次 200 單位，都有健保給付。

Q5-5

頸髓損傷的反射亢進、漏尿及自主神經反射亢進處理

我是頸髓五、六、七節完全損傷者，使用留置尿管，但還是會有無法排尿或滲漏的情形。從前年開始，在高雄的醫院注射肉毒桿菌素，但效果不是很顯著，手術後還是得吃膀胱過動的藥物。有些傷友告訴我，注射後張力會減少，但我並沒有。記得前年膀胱肉毒桿菌我就施打了三次，有一次是自費。因為我的張力實在太大了，整個肚子都是緊縮的，有時候外傭必須用腳踩我肚子，我才能排便，若用手按，張力會跟它抗爭，所以外傭手都會痠痛，才不得已用腳踩。去年我去國外做了神經阻斷手術，手術十二個小時，醫生說剪斷了八條神經，但張力不減反增。今年九月才剛做了膀胱肉毒桿菌素注射，但效果只能說是偶爾正常，時常盜汗，尤其是半夜盜汗醒來，原因也是張力太大，外傭按摩一下肚子，膀胱就會有所緩和。請問像我這樣的情形該如何才能徹底解決問題？

Answer

　　頸髓受傷的人，除了膀胱反射亢進之外，還會有自主神經反射亢進的情形，使得膀胱容量變得非常小，使用肉毒桿菌素常常無法有效抑制膀胱肌肉的反射。也許肉毒桿菌素劑量並不夠，需要到 300 單位以上，才能夠稍微抑制。

　　其實頸髓受傷的人，如果有嚴重的自主神經反射亢進，可以考慮膀胱擴大整型手術，直接將膀胱的容量用小腸增大，不但可以減少反射亢進，也可以有效抑制自主神經反射亢進。

你因為完全性受傷，如果膀胱無法有效地治療，也可以考慮腸道尿改流。使用一段小腸，將尿液引流至下腹部，再由此造口，貼上尿袋。不但可以減少導尿的問題，也可以讓膀胱的反射以及自主神經反射亢進完全改善。有許多病友經過多年的治療，仍無法改善排尿狀況，使用小腸尿改流，可能是最有效的方法。

Q5-6

頸髓損傷的自主神經反射亢進

我是頸髓五、六、七節完全損傷，受傷六年多，一直都是使用重複性單導尿管（也有吃膀胱過動的藥），但今年開始膀胱的尿量一超過 300 毫升就會盜汗、自主神經反射亢進，導致晚上一兩個小時就要起來導尿。我在晚上九點後就會控制飲水量，不過夜尿還是很多，想請問我的情況是否適合注射肉毒桿菌素？

Answer

頸髓五、六、七節完全性受傷的人，通常會有膀胱反射亢進及自主神經反射失調。所以在膀胱脹尿時，會產生膀胱反射漏尿以及高壓性排尿，同時會有膀胱頸共濟失調，導致無法有效排尿，需要使用導尿管或是間歇性導尿。由於膀胱在排尿的時候壓力很高，所以膀胱表皮容易受傷，細菌也容易感染。要注意腎臟也可能會因此逐漸受到損傷。

這樣子的高位脊髓損傷，是屬於高危險群的病況，必須密集追蹤檢查腎功能、尿路感染以及排尿壓力。當你出現盜汗、反射增強、頭痛、血壓上升時，就表示你有自律神經反射亢進。通常我們會先使用藥物來降低膀胱內壓，以及放鬆自律神經的張力；如果效果不好，則可以使用肉毒桿菌素注射在膀胱或是尿道外括約肌；甚至可以利用內視鏡手術，將膀胱頸切開。這些都可以有效地降低自主神經反射亢進，改善膀胱過動以及反覆細菌感染。

但是膀胱的內壓降低，及適當的導尿容量更重要。因為如果不正確的導尿，讓膀胱常常處於一個過度脹尿的狀況，很容易讓膀胱表皮受傷，不只容易造成細菌感染，而且也會影響到腎臟功能。建議你到醫院，醫師會幫你安排該有的檢查，以及給予適當的處置和治療。

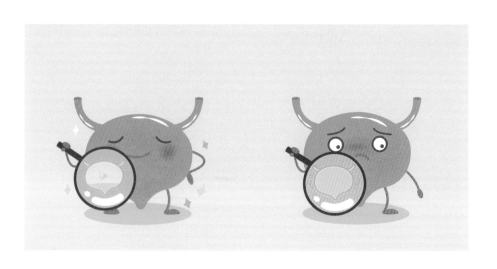

MEMO

_____

_____

_____

_____

_____

_____

_____

_____

_____

_____

_____

_____

_____

_____

脊髓損傷排尿障礙之手術處置 `06`

泌尿小學堂

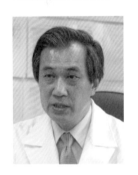

花蓮慈濟醫院泌尿部
郭漢崇 主任

　　脊髓損傷之後病人的身體與心理狀態可能趨於穩定，可是病人的尿路生理的變化卻持續地在進行著。很多病人的膀胱初期在訓練後可以達到平衡狀態，亦即殘尿量少於 100 毫升，甚至少於 50 毫升。但是過了五年、十年，他們的膀胱功能卻逐漸變差，有些病人也逐漸產生兩側腎水腫或是尿毒症。最終導致腎水腫或有尿毒症，並不限於高位頸髓受傷的病患，很多薦髓受傷的病人也會有這種結果。這些慢性脊髓損傷造成的排尿病變，使得脊髓損傷者的排尿品質低落，病人可能因為尿失禁必須佩帶尿布或尿套，或是因為排尿困難、殘尿多，

造成反覆性尿路感染，或是因為腎水腫而導致尿毒症，或是因為尿液逆流導致腎臟結疤萎縮。在發現病人有這些問題時，我們應針對問題加以解決，並提高病人生活品質。

在決定一個慢性脊髓損傷膀胱如何提高生活品質時，我們必須建立良好的泌尿系統生理。處理的優先順序依次為：（1）維護正常的腎功能，（2）避免尿路感染之發生，（3）順利排空膀胱尿液，（4）尿不失禁，（5）減少各式導尿管的使用。

通常一個脊髓損傷者如果能達到以上五項要求，便是擁有一個穩定且良好的泌尿系統生理狀態。可是如果無法滿足每一項，則宜由一至五項之順序，逐一達到目標。當然我們在治療時宜先採用非侵襲性、藥物治療，如果仍然無法有效達到目的，則外科手術在所難免。外科手術的施行仍應視病人的自理能力、家庭支持度以及個人喜好來選擇，並非醫師所選的手術就是最符合病人需要的治療方式。

侵襲性手術的處置可以包括膀胱擴大術 (bladder augmentation)、禁尿性尿改流 (continent diversion、Kock pouch 或 hemi-Kock pouch)、禁尿性膀胱造瘻、以及尿道外括約肌切開術 (external sphincterotomy) 等。膀胱擴大術只能適用於病人為下半身癱瘓，或病人四肢癱瘓，但其手部功能足以操作間歇性自行清潔導尿。禁尿性尿改流則主要適用於女性脊髓損傷患者，這些病人可能因為某種因素，而使得間歇性自行清潔導尿執行起來有些困難，或是男性脊髓損傷病人其尿道閉鎖不全而無法以其他方法來修正。

在四肢全癱的病人，當他們的手部功能只能利用位於腹部的迴腸造口來進行間歇性自行清潔導尿，而無法經由尿道進行間歇性自行清潔導尿的動作，才適合禁尿性尿改流。尿道外括約肌切開術適合使用於四肢全癱的脊髓損傷病人，尤其是有嚴重的自主神經反射亢進或逼尿肌尿道外括約肌共濟失調之時。尿道外括約肌切開術適合較難處理自身日常生活及執行間歇性自行清潔導尿等動作的脊髓損傷病人。而

大部分接受膀胱擴大術的病人應該是較能處理其日常生活，或可在治療後鼓勵其加入社會生產力的病人。

手術並非完全沒有併發症。腸道手術後容易發生的腸道阻塞及滲漏，必須要以細心的手術技巧去預防它的發生。而在手術後擴大的腸道膀胱，亦有可能發生膀胱炎 (類似腸炎)、縫線產生結石，均是常見的後遺症，不過這些都可以輕易的治療。部分病人可能因取下一段小腸造成軟便或腹瀉，但並不會影響到病人的消化與吸收功能。病人都能因小腸脹尿而重新獲得脹尿的感覺，而不會漏尿。

病人常會感到自己喜獲膀胱重生，這些好處往往大於缺點，所以值得推薦。對於一個已經萎縮而且膀胱內壓偏高的膀胱，如果病人能有活動力及創造力，不希望變成尿失禁或終身倚靠留置導尿管，使用腸子來做為膀胱擴大的手術極為理想。唯一的代價是病人需要接受較大的手術以及較長的住院時間，手術後仍然要靠腹壓排尿或是輔以間歇性清潔導尿。

對於年紀大的脊髓損傷病人，他們可能有良性前列腺肥大及嚴重的排尿困難，此時使用經尿道前列腺切除術可以改善其排尿情形。如果病人前列腺肥大，但其膀胱沒有足夠的收縮力，也可以在切除前列腺之後教導病人使用腹壓來幫助排尿，而有機會無須長期留置導尿管。

對於嚴重尿失禁的病人，應該先仔細檢查評估，並給予最適當的藥物治療。如果藥物無法解決病人的症狀，則可使用膀胱擴大術來消除病人的逼尿肌過度反射及改善或膀胱適應性，以解決其尿失禁的困擾。我們也可以使用尿道周圍注射法 (periurethral injection) 來治療尿道括約肌閉鎖不全的病人，或在女性病人給予恥骨陰道吊帶 (pubovaginal sling) 來治療其無功能性尿道。如果這些治療都無效或不適合，則可考慮植入人工尿道括約肌 (artificial sphincter)，以解決其尿失禁的問題。

有些病人可能因為某些原因，不願意變更他們現在的排尿處置。例如男性病人使用保險套式尿套或外裝式集尿袋來處理其尿失禁的問

題，或是使用恥骨上膀胱造瘻 (suprapubic cystostomy)、或經尿道留置導尿管，來解決其尿滯留的問題。在這些狀況下，病人的意願應受到相當的尊重，但是也應該教育病人，提供他們改善生活品質的一些新方法。

這些病人可能害怕在脊髓損傷復健多年後，還要再重新面臨另一次手術的痛苦，因此他們寧可選擇維持現狀，以逃避過去那種晴天霹靂式的痛苦回憶。給予病人積極的泌尿系統處置來解決其排尿症狀，也要充分考慮到所提高的生活品質、病人自我處理能力，以及家庭支持方便性的平衡。

MEMO

_____

_____

_____

_____

_____

_____

_____

_____

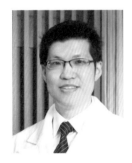

花蓮慈濟醫院泌尿部
泌尿腫瘤科
江元宏 主任

♥ 手術之適應性及生活品質評估

對於脊髓損傷病人來說，膀胱處置的最終目標是在達成一個能夠充分排空的膀胱、維持低壓力之尿儲存，及排尿時較低膀胱內壓的狀況。這些情況可以降低病人後續產生尿路感染、膀胱壁受損、膀胱過度脹尿、膀胱輸尿管尿液逆流、及形成膀胱結石等問題。膀胱再訓練可以由間歇性清潔導尿 (clean intermittent catheterization) 開始，同時加上甲型阻斷劑 (alpha-blockers) 來幫助病人尿液排空，或使用抗膽鹼藥物 (anticholinergic) 來幫助病人降低膀胱內壓，以維持尿不失禁的狀態。

然而當病人有膀胱輸尿管尿液逆流或結石等疾病，或是病人的腎功能已經相當不好的時候，膀胱再訓練可能不太適合，此時應該詳細評估其可能會發生的後果。因此，對於脊髓損傷併有神經性因排尿障礙的病人，都必須先使用尿路動力學、腎臟核子醫學檢查、腎臟超音波及排尿膀胱尿道攝影圖等檢查，綜合評估此上下尿路功能，再決定如何處置。

如果病人膀胱適應性低，上尿路功能已有變化，以及反覆尿路感染，或是因為逼尿肌過度反射產生嚴重尿失禁。此時可以先用抗痙攣藥物或是鈣離子通道阻斷劑來進行藥物治療，每三個月再以尿路機能檢查及上尿路影像檢查來評估一

次。如果病人具有正常的手部功能，可以教導他做間歇性自行清潔導尿 (clean intermittent self catheterization) 來輔助排尿，但是應該注意膀胱內壓應維持小於 40 cmH$_2$O 的程度。如果病人在如此處置之後，仍有腎臟水腫或反覆性尿路感染，則可以考慮使用手術的介入性治療以增加病人的膀胱容量、減少膀胱內壓或是降低膀胱出口之阻力。

　　脊髓損傷的病人雖然使用一些口服藥物或是膀胱內灌注藥物，可以治療一部分的病人下尿路功能障礙，但是也有一些病人不論如何治療，都無法改善其下尿路功能障礙。包括病人可能具有膀胱輸尿管尿液逆流、嚴重的膀胱纖維化及小樑化、嚴重的膀胱出口阻塞、或是膀胱出口閉鎖不全、或是有尿道瘻管的形成、或是病人已經有高氮血症、或是即將發生腎功能衰竭、或是使用藥物對於病人生活品質並沒有明顯的改善時，仍然需要考慮以手術方式徹底根治其下尿路功能障礙，並且減少病人因為長期慢性脊髓損傷導致的泌尿系統併發症。

❤ 恥骨上造瘻及禁尿性膀胱造瘻

　　恥骨上造瘻放置導尿管可以說是最簡單的尿改流 (urinary diversion) 技術。使用導尿管經由恥骨上的造瘻口把尿改流出來，可以使病人不用經由生殖器留置導尿管。這種治療對於希望保有性生活的病人相當重要，它也可以減少尿道傷害及生殖系統感染、發炎，以及尿道因為留置導尿管所導致的尿道損傷後遺症。女性脊髓損傷病人使用恥骨上造瘻，可以使病人的會陰部保持良好的衛生，並且也可避免經會陰部導致導尿管相關的尿路感染。

　　然而，恥骨上導尿管仍然會有與經尿道留置導尿管相同的後遺症及危險性，包括膀胱炎症反應、感染、纖維化及造成攣縮性膀胱和膀胱結石等。此外，長期留置恥骨上造瘻管，也無法避免膀胱輸尿管尿液逆流及上尿路損傷。

建立恥骨上膀胱造瘻是簡單的手術，可以將膀胱灌注到從恥骨上可以觸摸到的容量，再局部注射 2% xylocaine 進行局部麻醉後，使用手術刀做一個一公分的恥骨上小切口。使用針頭從切口往下抽吸尿液，以確定膀胱的位置後，即可以膀胱造瘻器械 (trocar) 直接插入膀胱之內，再將 trocar 內管拿掉並放入一個適當大小的導尿管，再打上水球，即可以完成恥骨上膀胱造瘻的手術。此一恥骨上造瘻管，可以在每次更換導尿管時加大一碼，逐漸擴張使其達到一個相當程度的尺寸，以方便引流尿液，減少導尿管阻塞的問題。

恥骨上膀胱造瘻導尿管常會被組織殘渣及膀胱沉殿物阻塞，而導致病人尿滯留或尿路感染。導尿管發生阻塞，病人除了容易產生尿路感染及尿失禁外，有時也會產生嚴重的自主神經異常反射及其他併發症，因此這些導尿管都必須定期更換。當女性病人尿道有嚴重閉鎖不全時，為了避免尿液從尿道口外漏，可以考慮在施行恥骨上造瘻時，同時關閉其尿道，以減少病人因尿失禁而需使用尿布的困擾。

對於某些病人，可以考慮建立一個可禁尿式之膀胱造瘻 (continent cystostomy)。可以使用膀胱之皮瓣或是一小段小腸來做為一個可禁尿式之造瘻口。如果病人的膀胱容量很小，或是有膀胱輸尿管尿液逆流的情形，可以在建構此種可禁尿式膀胱造瘻時同時擴大其膀胱。

手術時可以使用一段末端迴腸，或使用病人之闌尾，來做成一個可供導尿的腸管通道。經由下腹拉出或在肚臍縫成一個迴腸造瘻口，以方便病人使用導尿管進行間歇性自行清潔導尿，病人可以在感覺膀胱脹尿時，或按照規定時間來進行自行導尿。此種手術可以使得脊髓損傷病人免於長期留置導尿管的痛苦及併發症，但應定期檢查病人膀胱內壓及膀胱容量，以免不知不覺產生變化而危及上尿路功能。

❤ 尿道外括約肌切開術

泌尿系統排尿處置對於脊髓損傷病人治療的目的，是在保護病人上尿路功能的前提下，提供病人一個實在並可接受的膀胱排空的方法。對於四肢全癱的脊髓損傷病人而言，他無法用手來處理間歇性導尿，而留置導尿管又常發生併發症。此時尿道外括約肌切開術，可能是促進這類病人膀胱排空的最好選擇之一。

以尿道外括約肌切開術來治療慢性脊髓損傷的排尿障礙，在 1958 年由 Ross 提出之後，已經成為一個既定的手術方式。然而回顧這些年來的文獻報告，尿道外括約肌切開術並不如當初報告時那麼有效。經過長期追蹤及研究顯示，接受此種手術的脊髓損傷病人，可能有 25%~50% 會遭遇手術失敗，而必須再度接受同樣手術的病人比例也達 6%~50%。

手術時，尿道外括約肌切開術通常是在尿道 12 點鐘的位置，或是利用 3 點鐘及 9 點鐘的向線來做尿道內的切開手術。如果病人同時具有膀胱頸阻塞，此時比較適合使用 3~9 點鐘的向線從膀胱頸往外拉出並切開，以使病人膀胱頸的後緣能夠充分下降。尿道切開必須從膀胱頸開始往外拉出直到球莖狀尿道，才能充分的切開後段尿道括約肌的部分。

如果病人沒有膀胱頸阻塞的情形，則可以選擇單一位於 12 點鐘位置進行括約肌切開方式。尿道內切開的深度應該超越平滑肌及橫紋肌，有時尿道周圍的脂肪因為切得夠深而顯露出來，手術後出現尿道出血是可以預期的。手術後應放置一條 20 Fr 以上三叉 Foley 導尿管，並且以連續膀胱沖洗來避免因出血導致導尿管阻塞。

手術後，可以投予抗膽鹼藥物來避免膀胱產生反射性收縮。如果病人有自主神經反射亢進，而在手術之後產生血壓上升的情形，也可以給予甲型阻斷劑來控制其交感神經之亢進。手術後經尿道留置導尿管通常可以留置三天，病人若發生尿道出血、尿路感染、甚至有敗血症的情形，這些併發症通常可以在仔細照顧及治療下得到適當的控制。

當病人尿液已經澄清，即可拔除導尿管，然後教導病人以腹壓排尿或敲打下腹部或經由肛門之拉扯，來促進逼尿肌反射而排尿。當然反覆的尿路機能檢查，測定病人殘尿量以及對於病人上尿路擴張的超音波檢查，都是在這類病人手術後追蹤時，必須要做的檢查項目。

尿道外括約肌手術失敗的原因可能與病人手術前的膀胱及尿道狀況有關，因此在手術前應該仔細進行尿路機能及臨床評估以提高手術的成功率。文獻指出，沒有反射性的膀胱進行尿道外括約肌切開術，其成功率會比有反射性膀胱來得差。最主要手術失敗的原因，可能是由於手術前病人已經發生逼尿肌收縮力低下的問題。如果病人在手術前，其膀胱的逼尿肌收縮力大於 $30\ cmH_2O$，應該可以使得病人在手術後，充分排空尿液而不致於產生收縮力低下的膀胱。

當然下半身全癱的病人，可以使用 Valsalva 或是 Credé maneuver 來排空其膀胱。但是對於一個四肢全癱的脊髓損傷病人，他們缺乏足夠的腹肌力量來做類似的排尿動作，因此往往無法產生有效且持續的膀胱收縮來促進排尿。如果病人膀胱的收縮力不足，也會導致手術之失敗。

尿道外括約肌切開術源自於手術技巧失敗的原因，最主要包括尿道括約肌之不完全切開，或沒有發現病人需要同時進行膀胱頸切開手術或前列腺切除手術，導致仍有膀胱出口阻塞之情形。在手術前，如何確定病人需要同時進行膀胱頸或前列腺切開手術是一重要的診斷步驟。過去此種診斷較為困難，但現今可以使用錄影尿動力學檢查 (videourodynamics study) 來診斷病人的尿道情形及排尿壓力，瞭解病人

造成膀胱出口功能性阻塞的部分，究竟是只有外括約肌一部分或是同時併有膀胱頸之阻塞，而在手術時依病人狀況而做適當的治療，便可有效減少手術失敗。

另外一項容易造成尿道外括約肌手術失敗的原因，在於反覆性逼尿肌尿道外括約肌共濟失調的存在。尿道外括約肌切開並不會影響到外括約肌肌肉之活性。因此，此肌肉仍然會因為反覆性收縮而肥大，或是再度造成阻塞。另外，外括約肌可能有一部分存在於骨盆底肌肉群 (pelvic floor muscles) 中，以及生殖泌尿系統橫隔肌 (urogenital diaphragm) 之上。

尿道外括約肌手術，理論上只能切開位於尿道上之內因性尿道括約肌，對於位在骨盆底肌肉群中之外因性尿道括約肌並不會切到。因此在病人發生逼尿肌尿道外括約肌共濟失調時，位於骨盆底肌肉群中之外因性括約肌仍會產生收縮，而使得尿道受到壓迫，因而發生功能性尿道阻塞。因此在手術後，一些病人仍然會有高膀胱出口阻力的情形，而減少手術的效果。

另外一項尿道外括約肌切開術的重要問題，就是手術後病人集尿的問題。大部分男性病人使用尿道外括約肌切開術後，必須在陰莖上裝置保險套式之集尿器來引流尿液，但是有時因病人陰莖向內縮入，而使得裝置此類保險套式集尿器無法固定於適當位置而脫落。當此類集尿器脫落之時，會造成病人尿失禁的情形而十分困擾，尤其是年老的病人。此時可以植入人工陰莖，以便病人的保險套式集尿器，得到較好的固定位置。人工陰莖植入手術不是困難的手術，但是最好可在評估病人接受括約肌切開術時，即考慮是否有此同時植入之需求。

經尿道外括約肌切開術，對於無法使用手部功能來執行間歇性自行清潔導尿的脊髓損傷病人而言，是一個相當有效排空其膀胱的方法。然而縱然病人手術後的漏尿壓力已經低於 40 cmH_2O，仍然有 25% 的病人會持續有上尿路功能惡化的情形。在相當良好的手術後，也有 30%

的病人仍然會產生上尿路併發症。因此持續而長期追蹤手術後病人的尿路動力學變化及上尿路的影像學檢查，都是相當必要的。在這些檢查項目當中，膀胱漏尿壓力可能是最可信賴的檢查方式，以便早期偵測出哪些病人可能有上尿路惡化的危險因子。

💗 腸道膀胱擴大整型術

在治療逼尿肌過度反射，或神經性／非神經性病變導致排尿障礙所造成的攣縮性膀胱時，腸道膀胱擴大整型術是已確定有效的手術治療方式。我們可以使用一段末端迴腸 (terminal ileum) 或盲腸 (cecum)，來做為膀胱擴大整型術之材料，以便達成一個低壓力、大容量的膀胱，並且確保手術後能有合理之禁尿性。雖然這種手術可能會產生一些併發症，例如尿路感染、尿路結石、膀胱破裂及膀胱腫瘤，然而為了解決因膀胱功能失調所導致之尿失禁或上尿路病變，這種手術仍然是一個相當好的選擇。為了達到手術後的良好結果，手術前病人的選擇十分重要。病人膀胱功能、腎臟功能、尿道的閉鎖性、以及病人是否有能力來進行間歇性自行清潔導尿，都將會影響到脊髓損傷病人接受腸道膀胱擴大整型術後的生活品質。

腸道膀胱擴大整型術在最近二十年來，已經被廣泛地應用於治療因脊髓損傷所導致之攣縮性膀胱、間質性膀胱炎、以及不明原因的逼尿肌過度反射。在成人及小孩，這種手術都可得到相當良好的結果。進行腸道膀胱擴大整型術所用的腸道材料，可能來自胃、末端迴腸、及迴盲段腸子，甚至乙狀結腸，都曾經有人使用過。如果使用一段 40 公分長的末端迴腸來做膀胱擴大整型術，手術後六個月的追蹤，膀胱容量可以增加到大於 500 毫升，而膀胱的最終灌注壓力 (end-filling pressure) 也會減少到小於 20 cmH$_2$O。

在手術方法方面，腸道膀胱擴大整型術通常使用一段 40 公分長的末端迴腸。迴腸的截取，應在距離迴盲瓣膜 15 公分以上，以減少維他命 B_{12} 吸收不良及嚴重的腹瀉等後遺症。手術中應將迴腸仔細剝離，不要傷害到其血液循環。在此段迴腸沿著腸繫膜 (mesentery) 對側，做去管狀 (detubularization) 的切開，再將之縫成一個 W 形狀或是雙層對摺 (double folded) 的蓋子狀腸袋 (圖 6-1)。

對於具有高度膀胱輸尿管尿液逆流的脊髓損傷病人，可以手術中同時建造一個抗逆流機轉的結構 (antireflux mechanism)，並且將輸尿管與之吻合。輸尿管可以直接重植於腸道之黏膜層，使用的方法類似 Leadbetter 輸尿管重植手術方式。輸尿管通常在手術後，可以置入 double J 輸尿管內管作為支撐，以確保吻合位置不至於狹窄。完成這部分手術之後，再將攣縮性膀胱打開，膀胱壁不一定需切除，然後將已經縫成蓋狀的迴腸袋子仔細地縫合在膀胱壁上 (圖 6-1)。

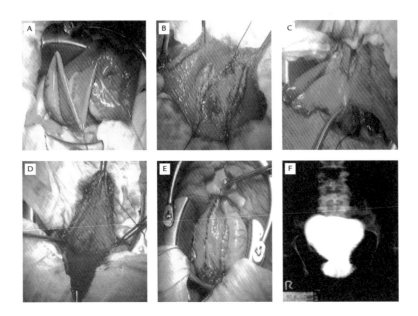

圖 6-1　使用一段 40 公分之迴腸縫成袋狀並縫合於萎縮之膀胱上，以治療脊髓損傷後之攣縮性膀胱。

手術後，可放置一條腹腔內引流管來引流可能發生的尿液或腸液外漏，此條引流管可在手術後第十至十四天拔除。另外應經由尿道留置一條大號導尿管，已經擴大的膀胱每日最好以生理鹽水手動沖洗一至二次，以避免腸黏液阻塞導尿管，造成尿液外漏之併發症。並且給予對革蘭氏陰性細菌之抗生素五至七天，然後再改為口服藥物，直到導尿管移除為止。

　　對於進行輸尿管重植手術的病人，輸尿管內管可在手術後第十四天拔除，Foley 導尿管最好留置三星期以上。在移除導尿管之前，可進行膀胱攝影來確定此一擴大之膀胱並無任何顯影劑外漏的現象。在導尿管拔除之後，開始教導病人以腹壓來排尿，同時也教導病人使用間歇性自行清潔導尿來測量每次排尿後之殘尿量。病人也可以學習自己沖洗膀胱，尤其是在手術後第一個月內，以清除膀胱內產生的黏液。

　　脊髓損傷可能會改變大腸的生理狀態，所以當考慮使用大腸或小腸做為膀胱擴大整型術的材料時，使用小腸應該比較不會受到脊髓損傷神經病變的影響。相較乙狀結腸或升結腸，迴腸應該有較大的伸展空間，手術後平均容量也較結腸為大。一般而言，在因神經性病變與非神經性病變所產生之膀胱障礙，進行腸道膀胱擴大整型術之後，膀胱容量及適應性並沒有顯著差別。對於腎臟功能低下的脊髓損傷病人而言，手術後代謝性酸中毒可能是一個問題，最主要原因在於小腸黏膜本身具有高吸收能力，會吸收尿中代謝酸及鉀離子。因此在手術後最初幾個月內，此種代謝性酸中毒可能會惡化或繼續存在。然而只要仔細診斷並修正，可以藥物來修正代謝性酸中毒而使之逐漸減少發生的機會。

　　腸道膀胱擴大整型術長期追蹤的結果顯示，它可以很有效地增加膀胱容量，並且減低膀胱內壓。在手術後三至六個月，此一去管狀迴腸將可以有效擴張並且吸收膀胱內壓，而使得膀胱容量逐漸增大 (圖 6-2)。

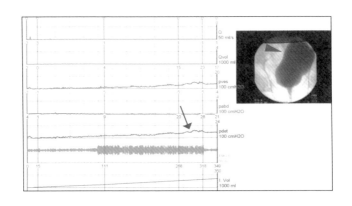

圖 6-2　腸道膀胱擴大整型手術後，病人的膀胱內壓下降 (箭號)，膀胱容量增大 (箭頭)。

　　在尿路動力學方面的追蹤，可以發現由小腸所產生的自然性蠕動波，在手術後幾個月內將變得不明顯。小腸蠕動波可能導致一些具有低適應膀胱的脊髓損傷病人，在手術後仍然會有尿失禁的現象。此種情形在手術後第一個月較為明顯，但在手術後一年的追蹤即可發現此種蠕動波的壓力將會變為小於 10 cmH_2O。而使用迴腸進行腸道膀胱整型術的病人，其腸道的蠕動壓力將會比使用迴盲段腸道膀胱整型術或去管狀乙狀結腸膀胱整型術的病人來得低。病人尿失禁通常可以在腸道膀胱整型術之後完全消除。

　　為了要減少膀胱內壓及腸子蠕動波，在進行膀胱切開時，應盡可能把它打開以形成 clam-shape 為佳。如果此一攣縮膀胱並未被充分的打開，或者病人尿道閉鎖性不太好，則手術後病人可能會存在相當程度的尿失禁。一個較為狹窄的膀胱腸道吻合環狀區，將會減少從膀胱產生的反射亢進收縮壓力傳導到腸道擴大的部分，而使得此一收縮壓力反應於膀胱出口，因而導致急迫性尿失禁。

　　此種膀胱收縮壓力無法充分傳達到腸道擴張部分，對於具有逼尿肌過度反射的脊髓損傷病人，會在發生排尿反射時，明顯的顯示出來。

因此對於病人有較好的膀胱適應性，但卻有嚴重的反射亢進時，亦可切除部分膀胱壁以幫忙消除此種反射亢進的逼尿肌收縮，並減少病人在術後產生尿失禁的可能。

脊髓損傷病人尿道阻力過低，也會使得腸道膀胱擴大整型術之後，較難達成一個低壓力及大容量的膀胱。源自於腸道的蠕動壓力，在手術後可能仍然維持很高而且會造成尿液外漏的後遺症。一般認為尿道最大閉鎖壓力 (maximal urethral closure pressure) 在脊髓損傷病人的膀胱脹滿尿時，應該高於 20 cmH$_2$O。如果低於 20 cmH$_2$O，則源自於腸道的蠕動壓力在經過手術後一段時間，將因尿道阻力不高而導致尿失禁的問題。只有在充分的尿道阻力之下，經過擴大整型的膀胱，才能夠發展成為一個低壓力、高容量的尿儲存器，否則手術結果將無法令人滿意。

經腸道膀胱擴大整型術之後，黏液分泌及尿路感染一直都是主要的問題。尤其是在同時接受使用一段腸道做為抗逆流裝置及輸尿管重新植入手術的病人，這個問題將更為嚴重。由於此段抗逆流裝置的腸道並不會因為機械性擴張而減少其腸道腺體的分泌，因此腸黏液在手術後數年，仍然會是個問題。如果沒有這一段抗逆流裝置，大部分的腸道膀胱擴大整型術隨著時間的延長，黏液分泌將逐漸減少。這種現象主要是因為尿液浸泡所產生的發炎反應及膀胱擴大所產生的機械性影響，使得小腸壁絨毛膜逐漸發生退化性改變，而且腸道肌肉層也會產生退化性變化。在腸道膀胱整型術之後，膀胱結石也是常常遭遇到的問題，在過去的報告中結石的發生機率大約在 30% 左右。

結石形成最常見於縫合腸道擴大部分的不可吸收縫線，隨時間而移入膀胱內壁，進而產生結石。另一個可能產生結石的原因，則是感染具尿素分離之細菌。對於腸道膀胱擴大整型術後的病人而言，在手術後第一個月可能有相當明顯的排便習慣改變。而對於脊髓損傷病人來講，經常排出稀便，也是一個相當令人難受的困擾。雖然有些病人

以前有長期便秘，在手術後可能因為糞便變軟而容易排出，但是不定期的腹瀉，仍然會使得病人在日常生活上，造成相當大的窘困。

有些病人無法擁有足夠的腹壓來排尿，因此在手術後排尿困難及大量殘尿，是另外可以預見的問題。由於具有較緊的尿道括約肌，比起較低的腹直肌肌力，以及排尿時大量膀胱內黏液的阻塞，都會造成此一令人困擾的問題。因此當預備為脊髓損傷病人進行腸道膀胱擴大整型術之前，就應先教育病人使之學會間歇性自行清潔導尿的技巧，以便在無法順利排尿時，能以間歇性自行清潔導尿排空膀胱，並解決此類問題。

對於年老的脊髓損傷病人而言，隨著年紀增大，其前列腺可能肥大及逐漸減弱的腹壓力量，都將使得老年人在手術後數年逐漸感覺排尿困難。這些病人我們要求每年應該返院追蹤檢查，以測定其自行排尿的成效及殘尿量。

❤️ 膀胱自行擴大術

使用小腸來進行膀胱擴大整型術，可以有效的增加膀胱容量及減低膀胱內壓，然而腸道所產生的黏液分泌及隨後而來的尿路結石，是此類病人將面臨的主要問題。除此之外，使用一段腸道做膀胱擴大，將會增加手術的併發症及降低病人對於手術治療的意願。

1989 年，Catwright 及 Snow 兩位醫師，設計出一個剝離膀胱壁但不去破壞其膀胱黏膜的手術方法。他們將膀胱肌肉層仔細地剝開但保留完整的黏膜層，而使得在手術之後病人的膀胱可以達成較大容量及降低膀胱內壓的結果。雖然至今此類手術並非十分普遍，而其長期結果也尚未完全確立，但此種手術方法不須使用膀胱之替代物而可以達到相似的手術目的，顯然可以成為具有攣縮性膀胱之脊髓損傷病人一個合理的治療選擇之一。在病人拒絕腸道手術之時，可以先以此替代

性手術做為病人初步的治療，以便解決其因膀胱攣縮或反射所引起之尿失禁或其上尿路功能之惡化。

在進行膀胱自行擴大術治療之前，所有脊髓損傷病人應該接受一段時間的保守療法。這些病人也應該知道此類手術可能產生的併發症，以及手術後病人需要自行導尿的可能性。只有在病人完全了解此類手術的優點及缺點之後，才能進行膀胱自行擴大整型術。

手術進行時，通常採用全身麻醉方式，病人以仰臥姿勢經由下腹中線或橫切開進入恥骨後膀胱前空間，此時可將膀胱灌注無菌之生理鹽水達到膀胱容量。在放置 Foley 導尿管之後，把導尿管往上提高到某一壓力高度，例如 20~30 cmH$_2$O 此一壓力高度將可使得膀胱內壓維持於穩定的壓力。而在膀胱進行剝離手術之時，不至於使得膀胱內壓過高而影響到腎臟功能。

我們將膀胱肥厚的肌肉層仔細地剝離，當膀胱肌肉層被剝離至黏膜層時，黏膜層將會向外輕微鼓出，可經由此一逼尿肌肌肉切開術仔細地剝開肌肉層與黏膜層（圖 6-3）。手術可由膀胱前壁開始進行，逐漸往膀胱頂部剝離直到接近底部為止。我們手術時可由膀胱中線進行再往兩側剝離，直到大部分可剝離的膀胱上半部均有黏膜膨出為止。

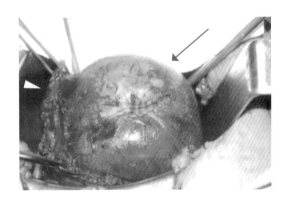

圖 6-3　膀胱自行擴大術或稱膀胱肌肉切開手術。手術後將逼尿肌剝開（白色箭頭）只留下膀胱的黏膜層（箭號）。

有時在手術中無可避免會造成黏膜破裂，會使得膀胱內的生理鹽水流出，此時可以立即以 5-0 羊腸線縫合。當膀胱前壁及頂部都完全被剝離開來時，膀胱黏膜會向外像圓球般地鼓出。剝離的肥厚逼尿肌可以將之切除，因此整個膀胱只剩下膀胱底部、膀胱三角帶和一個殘餘具有黏膜表層的蓋子。

　　接受膀胱自行擴大術後，手術成功的病人其膀胱最大容量將可達到原來手術前容量兩倍以上。雖然此一膀胱容量的增加可以改善病人的尿失禁及腎臟水腫，可是比起接受腸道膀胱擴大整型術的病人，此一容量增加的程度卻相形失色。在進行逼尿肌剝離及肌肉切開時，如果膀胱手術範圍做得不夠大，將使得膀胱容量的增加有限。手術前，病人膀胱的容量也將會決定病人在做自行擴大術後最後的膀胱容量。

　　當然，膀胱自行擴大術比起腸道膀胱擴大整型術有其他的優點，例如不須用小腸來做為替代的材料、不會有黏液的分泌、不用長期使用抗菌藥物來治療尿路感染，以及手術併發症相當低。這些優點使得膀胱自行擴大術可以成為脊髓損傷病人因神經病變所導致之攣縮性膀胱，在接受一個更具侵襲性手術之前的治療方式。然而如果病人的膀胱出口阻力相當低，或病人長期有嚴重的膀胱發炎都可能導致手術失敗，也因此在手術之前應該仔細地選擇病人，以確保能達到良好的手術結果。

♥ Kock 氏囊及禁尿性尿儲存器

　　有時脊髓損傷病人的膀胱及尿道狀態沒有辦法接受擴大整型手術，尤其是病人曾經接受過長期經尿道留置導尿管導致膀胱萎縮、經常發炎、同時有尿液逆流、或尿道有嚴重損傷。在這種情形之下，使用單純膀胱擴大整型手術的病人，無法經由進行間歇性自行清潔導尿而達到尿不失禁的目的。

過去對於這些病人，有時候會做一個迴腸通道 (ileal conduit) 來引流尿液，但是病人因此必須帶著尿袋集尿十分不便。此時可以考慮為這些病人裝置可禁尿式的尿改流手術處置，使病人利用間歇性自行清潔導尿來進行排空尿液。這種手術併發症及再手術比率，與以單純使用迴腸通道尿改流方式，沒有太大的差別。女性脊髓損傷病患，有時可能因為過於肥胖而無法進行間歇性自行清潔導尿，或因長期置放導尿管而使得尿道括約肌功能嚴重受損，若使用此種手術將可有效地改變其排尿障礙。現今最常使用的可禁尿式尿改流方法，通常使用 Kock 氏囊或 Indiana 囊。

　　我們在建構一個 Kock 氏囊時，可以使用一段長 74 公分的末段迴腸。Kock 氏囊的主體部分是由 40 公分長的迴腸來縫合，兩端各一段 17 公分長的迴腸則用來做為抗逆流裝置。Kock 氏囊的建構是先將腸道在腸繫膜對側切開中間 40 公分長迴腸段，並將之做兩次對摺的縫合。此一、兩次對摺將會使得存在於迴腸之蠕動壓力獲致平衡。兩邊的抗逆流裝置則可以人工套腸 (intussusception) 方式將迴腸固定。兩條輸尿管則可直接吻合於傳入部分之抗逆流裝置末端。我們可以尾端至尾端（end to end）或尾端至側端（end to side）的方式來吻合輸尿管及迴腸，最後再將傳出部分之抗逆流裝置的迴腸拉到下腹壁之外，而以筒狀乳頭狀縫合方式來建構一個不漏尿的迴腸造口，以便提供脊髓損傷病人以較大號導尿管來進行自行導尿。

　　手術後通常會留置一條大號 Foley 導尿管約四星期之久，如有輸尿管重植則另以兩條輸尿管內管留置約二星期。在拔除這些導尿管時，都需要進行放射線攝影以確保沒有任何尿液外漏的現象，如此方可確保良好的手術結果。

　　Indiana 囊是使用升結腸及末段迴腸來建立一個可供儲存尿液的袋子。末段迴腸可以將之縫成較細的通道，以便形成一個既可以導尿但又不會失禁的通道。在建構 Indiana 囊時，升結腸可以切開去管狀並將

之對摺以形成一個壓力平衡的低壓尿儲存器。有些醫師喜歡使用闌尾作為傳出之腸道，以達到可禁尿式之導尿通道，並將去管狀的迴腸與去管狀之升結腸縫合，以達到更大之膀胱容量及較低的膀胱內壓。如要進行輸尿管重植手術，兩條輸尿管可以分開吻合於升結腸的黏膜下，並進行抗逆流手術。有時在進行輸尿管吻合手術時，並不需要做黏膜通道也可達到相當好的抗逆流裝置。近年來使用 Mitrofanoff 方式利用闌尾做為通道來做禁尿式尿儲存器，也被廣為應用於此種禁尿式尿改流的手術。

對於膀胱出口嚴重閉鎖不全的脊髓損傷病人而言，使用可禁尿式尿改流的手術治療是相當適合的。尤其有些病人在長期導尿後，膀胱出口嚴重破壞，無法在膀胱擴大整型術時一併修復，此時使用禁尿式尿改流的方法讓病人以間歇性自行清潔導尿方式，由腹部腸造瘻進行間歇性導尿將是十分合理的。使用禁尿式尿改流，手術後的併發症與使用腸道膀胱擴大整型術是接近的。然而因為輸尿管需要重新植入此一袋內，手術後會增加尿液逆流、輸尿管狹窄、或續發性膀胱輸尿管尿液逆流等風險。

❤ 輸尿管重植手術

對於進行禁尿式尿改流的病人而言，黏液分泌及尿路結石形成一樣是個主要的問題。最主要的原因來自於病人具有兩段不會擴張的腸道，而經由此兩段腸道會繼續分泌黏液，有時會堵住導尿管，而使得間歇性自行清潔導尿無法排空所有尿液。因此病人應學習以生理鹽水做膀胱定期沖洗，以避免尿路感染發生或結石形成。而由肌肉層縫合的縫線可能會移入膀胱內，及建構抗逆流裝置所使用的 TA-55 釘書針，也可能在手術後數年內逐漸外露而形成結石。幸好這些結石通常可以輕易地使用內視鏡手術將之擊碎並沖洗出來，不至成為太大的問題。

有一部分脊髓損傷病人在保守治療一段時間之後，仍然沒有辦法達到改善膀胱狀況及上尿路變化，因而導致單側或兩側的膀胱輸尿管尿液逆流或阻塞及腎水腫。在過去，使用外科手術來矯正膀胱輸尿管尿液逆流曾被廣泛應用於脊髓損傷病人，但是這些手術的結果通常並不是很好。最主要原因來自於膀胱仍然維持著高壓狀態或慢性尿滯留，這都將無法消除尿液逆流及無法改善腎臟水腫。一旦發現脊髓損傷病人有膀胱輸尿管尿液逆流的現象時，一定要進行詳細的錄影尿動力學檢查，以便了解膀胱功能、膀胱內壓與尿液逆流的相關性。

另外需使用膀胱鏡檢查，以了解輸尿管開口的外形以及膀胱壁情形。如果膀胱壓力圖顯示病人具有一高膀胱內壓而沒有任何逼尿肌收縮，可以先用抗膽鹼藥物治療一段時間，並且囑咐病人使用間歇性自行清潔導尿來排空膀胱尿液。此種治療對於下半身癱瘓病人或許可行，但對於四肢癱瘓病人則應該先考慮如何減輕其膀胱出口的阻力。病人膀胱容量及間歇性自行清潔導尿的頻率應該加以考慮，太過頻繁的間歇性自行清潔導尿通常會使得病人無法忍受而導致治療失敗。而對於四肢癱瘓的病人，缺乏足夠的家庭支持也會使得此種保守療法失敗，而使得腎臟功能更加惡化。在這種情況時，積極處理膀胱輸尿管尿液逆流勢在必行。

對於擁有良好膀胱壁及黏膜層的脊髓損傷病人而言，使用單純的輸尿管重新植入膀胱手術是可行的。甚至在膀胱進行擴大手術時，無須重植輸尿管也可以減少膀胱輸尿管尿液逆流的程度或得以消除。可是對於一個小樑化十分厲害、發炎很嚴重、或有相當程度結疤的膀胱而言，單純的修正膀胱輸尿管尿液逆流通常是無法成功的。要修正此種尿液逆流應該同時伴隨膀胱擴大整型或使用可禁尿式尿改流方式。Gittes 曾報告有 80% 進行膀胱擴大術的病人，可能同時存在有膀胱輸尿管尿液逆流的問題，因此這類病人需要膀胱輸尿管重新吻合術。

Stephenson 及 Mundy 醫師則建議對於沒有收縮性但擴大的輸尿管最好不要直接植入，以防止吻合處阻塞。然而無論用哪一種方式，一定要建構抗逆流裝置以使尿液逆流情形得到改善。對於已經擴張的輸尿管而言，在使用迴盲段腸子或乙狀結腸進行膀胱擴大整型術時，尤應注意輸尿管植入的技術，以減少手術初期擴大膀胱仍然持續有高蠕動壓力對輸尿管所產生的阻力與影響。

💟 人工括約肌及尿道內注射治療尿失禁

低位脊髓損傷往往會造成尿道括約肌功能缺損導致尿失禁，包括尿道阻力降低使得低適應性膀胱的脊髓損傷病人產生滿溢性尿失禁，或在膀胱脹尿時因為轉位時造成腹壓增加產生應力性尿失禁。此外，對於長期留置尿道導尿管的女性病人，也會因為膀胱頸及尿道長期擴張與結疤，而使得尿道括約肌閉鎖不全，容易因此產生嚴重尿失禁。

治療尿失禁對於脊髓損傷病人並不是件容易的事，應該要考慮病人的膀胱功能，以及若施予增加膀胱出口阻力手術後可能產生的變化。另外要考慮，給予的治療是否會影響病人的上尿路功能？病人在治療後是否會產生排尿困難及尿滯留的情形？病人有沒有辦法自己執行間歇性自行清潔導尿以排空尿液？手術後有沒有可能會增加病人產生尿路感染的危險？只有在經過充分的評估之後，才能針對脊髓損傷病人的尿失禁給予治療。在某些情況下，可能需要對尿道括約肌施行特別手術，使病人能夠維持尿不失禁，但此時亦應考慮病人是否有足夠的膀胱儲存容量及較低的膀胱內壓。如能達到此一目的，則可以施予必要的藥物治療或是膀胱擴大整型術。

如果脊髓損傷病人的膀胱是屬於低適應性膀胱，有時只須給予膀胱擴大整型術，即足以增加膀胱容量與降低膀胱內壓，使之低於尿道原有阻力而解決尿失禁的問題，如此尿失禁問題可能只用單一手術即

能解決。然而如果病人的尿道阻力太低，往往無法在單一治療後，提供病人達成一個具有低壓力的膀胱，以解決病人因為腹壓增加所產生的尿失禁。如此一來，為了要使病人能夠完全尿不失禁，可能要同時給予增加尿道阻力的治療。

在男性病人，如果其尿道括約肌缺損相當嚴重，可以在其尿道植入一人工括約肌，例如 AMS800 型。如果病人年紀較輕，這個人工括約肌可以置放圍繞球莖狀尿道 (圖 6-4)。

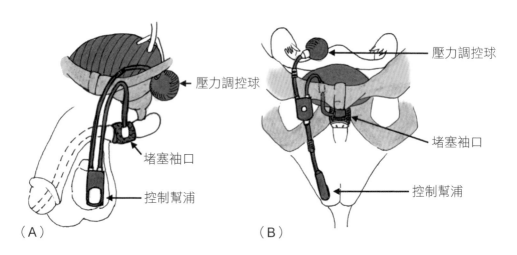

（A）　　　　　　　　　　　　（B）

圖 6-4　對於尿道外括約肌嚴重缺損的脊髓損傷神經性膀胱，我們可以使用人工括約肌植入尿道內，(A) 在男性病人可以將人工括約肌置放於球莖狀尿道，(B) 在女性病人則將人工括約肌植入於後段尿道，以達到閉鎖尿道的功能 (occlusion cuff)。

❤ 膀胱頸重建

膀胱頸閉鎖不全常見於先天脊髓病變（spinal dysraphism）與膀胱外翻患者。膀胱頸重建手術方式有許多，其原則為增加膀胱頸及尿道長度與減小其管徑而達成禁尿目的，Young-Dees-Leadbetter 或 Tanagho-Smith 手術是最常被採用的手術方式。大部分的報告病例數

不夠多，且缺乏長期追蹤，再手術比例高。Donnahoo 等人以 Young-Dees-Leadbetter 治療，38 位兒童中，25 位為女性，達到部分禁尿有68%，但 92% 的患者需同時做膀胱擴大手術，才有辦法達成禁尿目的。這類膀胱頸重建手術，通常使用於人工吊帶手術、人工尿道括約肌或膀胱頸重建手術失敗的尿失禁患者。執行此手術前，患者應學習間歇性自行清潔導尿，此種手術常與迴腸膀胱吻合手術（ileovesicostomy）或腸道膀胱擴大整型手術一起執行。

❤ 尿路改流

神經性因排尿障礙病人無法經由間歇性自行清潔導尿，或改善排尿及尿液儲存功能手術時，仍有影響生活品質的尿失禁或上泌尿道功能變化時，可以採行尿液分流手術（urinary diversion）。尿液分流手術分非禁尿式分流與禁尿式分流。非禁尿式分流從簡單的迴腸膀胱吻和手術（ileo-vesicostomy）至迴腸通道。禁尿式分流有 Indian pouch、Kock poch 與腸道膀胱擴大整型手術合併可間歇性自行清潔導尿的禁尿式造口（continent stoma）。手術方式可依病人年齡、身心行動狀況、病人需求與醫療照顧條件選擇合適的方式。

❤ 尿道下吊帶治療脊髓損傷尿失禁

在女性的脊髓損傷病人，可以考慮使用人工括約肌植入、膀胱頸懸吊或使用恥骨陰道吊帶手術、及尿道注射手術，以矯正其尿失禁的問題 (圖 6-5)。使用尿道周圍注射膠質、鐵弗龍、或病人自體脂肪，都曾被報告對於女性尿失禁有好的治療效果。經由注射這些物質可以提供膀胱頸及尿道充分的阻力，使得尿道閉鎖壓力增加，而達成尿不失禁的目的。對於脊髓損傷的病人來說，尿道注射手術可說是一個較

不具侵襲性且較少手術併發
症的治療。然而臨床上需注
意使用這些物質可能產生肉
芽組織，或是因為注射顆粒
移動至身體其他部位產生併
發症。男性脊髓損傷病人可
由會陰部開刀植入尿道下吊
帶 (圖 6-6)，手術後仍須要
使用間歇性導尿來排空膀胱。

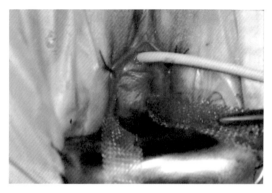

圖 6-5　女性脊髓損傷因尿道括約肌缺
損，可以在尿道下植入吊帶，使病人不
漏尿，再用自行導尿定時排空膀胱。

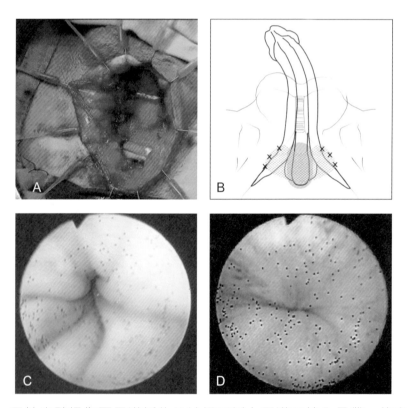

圖 6-6　男性脊髓損傷因尿道括約肌缺損可以在尿道下植入吊帶，使病人不
漏尿，再用自行導尿定時排空膀胱。(A, B) 手術中將吊帶放進球莖狀尿道下
方。(C, D) 經加壓測試後尿道得以產生足夠的閉鎖性。

低位脊髓損傷病人，通常其膀胱及尿道功能會因時間而漸漸改變。如果病人在受傷多年後逐漸出現尿失禁的症狀，則應考慮病人是否是因為尿道阻力固定但膀胱內壓逐漸上升的原因。在治療這類病人的尿失禁問題時應該特別小心，因為尿失禁在脊髓損傷病人往往扮演安全閥的角色，以保護其上尿路的功能。一旦尿道的阻力增加，此時病人的殘尿可能隨之增加，膀胱內壓亦隨之上升，病人也容易因而產生急性腎盂腎炎或危及上尿路功能的情形。

　　當病人接受尿失禁治療手術時，應該要教導他們自行導尿，以便作為排尿困難時之另一治療選擇。對於這些病人也須每年進行適當的尿路機能檢查及腎臟影像學檢查，以了解其膀胱及尿道和腎功能的關係，如此一來對於尿失禁治療才能完美成功。

💟 手術後注意事項

　　在膀胱重建之後，定期的追蹤治療仍是必須的，脊髓損傷者宜大量喝水並避免過度勞累。以腸道重建者，其腸黏液約在一年後即會減少到穩定狀態。但由於腸道擴大之膀胱容易致細菌感染，所以維持一個不過度脹尿的膀胱以及依醫師指示的導尿時間最為重要。千萬不可以因感覺遲鈍又不漏尿使得膀胱過度脹尿，不只容易尿路感染亦會影響腎臟功能。使用自行導尿管輔佐腹壓排尿者，宜定期更換導尿管，並注意清潔及消毒工作。自己亦應注意導出尿液的顏色及黏液量，如有發炎感染的情形，應立即就醫服用抗生素，才能確保自己的泌尿系統健康。

Q6-1

膀胱擴大整型手術的要點

請問醫師，膀胱擴大整型手術是在哪些情況下需要做？做此一手術的優缺點又有哪些？做膀胱擴大整型手術時，需要住院幾天？做完手術後，需要休息多久才能恢復正常上班？

Answer

　　當我們因為脊髓受傷導致膀胱神經受損，膀胱便會逐漸萎縮。當膀胱萎縮到出現以下的問題時，就建議接受膀胱擴大整型手術：

一、膀胱內壓過高造成腎臟水腫，或是反覆急性腎盂腎炎。

二、嚴重的漏尿，同時伴有反覆尿路感染。

三、無法自行排尿，需要間歇性導尿，但膀胱容量太小，導致內壓過高。

四、長期置放導尿管或膀胱造瘻，使得膀胱纖維化萎縮，但傷友想要更改處置。

　　在以上的狀況下，都可以進行膀胱擴大整型手術。手術可以採用膀胱自行擴大手術，或是腸道擴大手術。如果膀胱還沒有萎縮得很厲害，可以執行膀胱自行擴大手術將膀胱的肌肉層剝開，但保留黏膜層，一樣可以得到減壓以及增加容量的效果。但如果膀胱容量已經非常小，纖維化非常厲害，就必須使用一段 40 公分的小腸縫在膀胱上面，讓膀胱擴大，內壓降低。

一般做完手術之後，我們都希望膀胱容量能夠增加到500毫升以上，讓傷友一天導尿大約四至六次就可以。如果擴大的膀胱容量仍小，則會影響到生活品質。

通常這類手術住院大約需要三個星期。手術後，需要留置導尿管兩個星期，再加上一個星期的觀察期，才能夠順利出院。如果有兩側的輸尿管阻塞，或是膀胱輸尿管尿液逆流，則必須在膀胱擴大整型手術中再加上兩側輸尿管重建手術。手術過程會稍微複雜一些，但不會影響治療結果。

Q6-2
脊髓損傷者使用腸道重建手術

我是胸腰髓受傷，想請問馬龍式手術的效果如何？

Answer

你所問的馬龍式手術，是為了解決大便灌腸的問題，而泌尿科處理的是排尿障礙。

使用盲腸或是末端小腸做到肚臍，作為膀胱擴大整型手術後尿改流，可以解決尿失禁。然後由肚臍每天定時導尿，也是解決嚴重漏尿以及無法排尿的問題的好方法。但這種手術是屬於後線的手術，如果可以用其他的簡單手術進行，不需要執行腸道重建相關手術。

Q6-3

膀胱造瘻的漏尿問題

我是膀胱造瘻患者，除了尿路感染時會漏尿，晚上睡覺翻身時，左邊特別容易漏尿，翻身右邊就不會，不知道是什麼原因？

| Answer |

　　膀胱造瘻的人，或是經由尿道放置導尿管的人，通常是因為膀胱的內壓過高、膀胱萎縮、而且膀胱的容量小，醫師沒有使用其他方式解決，才會用導尿管留置。其實這類病人膀胱應該仍然有收縮力，所以在某些姿勢，膀胱容易產生收縮而導致尿液漏出。

　　膀胱平常不太會收縮，可是如果有尿路感染，收縮力會變強，有導尿管阻塞，也容易引起膀胱脹尿而產生收縮。因此，如果經常會在放置導尿管後，還會有漏尿的情形，最好多喝水讓尿液變得清澈，比較不會造成沉澱物阻塞導尿管；或是應該去檢查一下，是否有尿路感染，讓自己先服用抗生素三至五天。如果還是經常漏尿，亦可考慮縮短換新導尿管的時間。

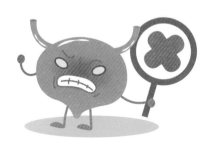

可禁式尿改流

我在衛教文章中看到「使用盲腸或是末端小腸做到肚臍，作為膀胱擴大整型手術後尿改流，可以解決尿失禁，然後由肚臍每天定時導尿。」請問這個手術的名稱是什麼？在什麼情況下的傷友適用？

Answer

　　這種手術叫做「可禁尿式尿改流」，主要用在因為神經受傷所造成的萎縮性膀胱。因為膀胱已經萎縮，無法用藥物或是肉毒桿菌素幫它放鬆擴大，因此需要用小腸來加以擴大。但是用小腸擴大之後，病人可能因為尿失禁很嚴重，還是會從尿道漏尿，因此我們會將膀胱出口關閉，並且在擴大的小腸部分接上盲腸或是一段迴腸，並且製作成不漏尿的禁尿裝置，之後將這個腸子的末端接到肚臍，然後由肚臍導尿。因為肚臍位置比較高，因此尿液不會往上流出來。但是需要用導尿管，每天定時從肚臍這個開口放進擴大的膀胱導尿。這種方式的優點是病人身上沒有其他的造瘻口，較為舒服，而且可以沖澡、游泳都沒問題，但是依然需要每天固定數次的導尿。

Q6-5

長期膀胱造瘻導致膀胱萎縮的處理方法

我是 T12、L1 完全損傷者，目前因膀胱萎縮，採用膀胱造瘻，但尿道長期反覆感染加上會滲尿，請問這個問題該如何解決？

Answer

　　慢性脊髓損傷的人，常常因為膀胱萎縮導致內壓過高，而產生反覆性的尿路感染。因此，以前醫師常常會做膀胱造瘻以解決排尿問題。雖然大部分的人都可以用這種方式穩定的排尿，但是部分的人可能因為膀胱持續萎縮，膀胱內壓高，加上長期放置膀胱造瘻管，造成膀胱表皮大量剝落，有時會阻塞造瘻管，因此也會漏尿又會感染，甚至會造成反覆性的腎盂腎炎。若想維持原膀胱處置，可縮短定期更換導尿管的時間。若想改變原膀胱處置，可考慮以下的積極處置。

　　要怎麼改變呢？如果膀胱已經萎縮不能使用，那麼可以考慮將膀胱擴大，之後改成自行導尿。如果膀胱還可以使用，那麼可以注射肉毒桿菌素，並且關閉造瘻口，用經尿道自行導尿來排空膀胱。萬一還是會有尿道鬆弛漏尿的問題，也可以加上尿道下的吊帶，讓尿液不外漏。這樣就可以同時拔掉膀胱造瘻管，同時達到不漏尿、減少尿路感染以及能自行導尿的多重目的。

Q6-6
膀胱造口處的出血和瘜肉

膀胱造口手術到現在都還會流血,而且也有長瘜肉,這到底是什麼情形?

Answer

　　膀胱造口在下腹會有一個傷口,因此造瘻管裡面的肉芽組織會往外面長出來。這些肉芽組織沒有健康的表皮,因此容易受到細菌感染,而產生糜爛出血。如果有這種現象,應該要局部塗抹抗生素,並且稍微包紮保護即可。如果還是持續有出血的情形,可能要請醫師把這個長出來的瘜肉電燒掉,再服用抗生素治療,就可以改善。

Q6-7
膀胱擴大整型手術後的腸黏液問題

請問醫師,為什麼我做過膀胱擴大整型手術已經很久了,現在腸黏液還是很多?多到有時侯會把導尿管給塞住。

Answer

　　脊髓損傷導致萎縮的膀胱,如果使用腸子作為膀胱擴大的材料,通常要膀胱有足夠的擴張,造成小腸壁因為受到膀胱壓力的影響而逐漸萎縮,小腸壁萎縮了之後,分泌的黏液

也才會逐漸減少。但是當尿液會有滲漏失禁，膀胱無法有效的擴張，小腸壁仍然會維持正常的蠕動和黏液的分泌，這也就是為什麼，有一些脊髓損傷的人，在做完膀胱擴張手術之後很多年，仍然會有小腸黏液的分泌。

這種情形的處理方法有幾種：

一、想辦法讓膀胱出口達到能禁尿的程度，然後定時再將尿液排出。

二、對於已經閉鎖不好的膀胱出口，例如尿道或是膀胱造瘻，我們可用導尿管放著，氣球拉住膀胱的出口，然後反覆讓膀胱脹尿再放鬆，才能慢慢的讓腸黏液減少。

如果不能有效的讓尿液儲留在膀胱裡面，那小腸液有時候需要經過很長的時間，例如十年、二十年才會真正的不見蹤影。另外，因為小腸液是非常富有營養的蛋白質，所以細菌亦容易在小腸壁上滋生繁殖。當有細菌感染發生的時候，小腸壁的腸黏液分泌物會增加很多，有時候還會帶有臭味。如果有發生這種情形，應該要定時服用抗生素治療，這樣子也可以減少小腸黏液的分泌。

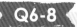

Q6-8

膀胱萎縮怎麼辦？

請問一下膀胱功能如果萎縮的話，有辦法再恢復嗎？

Answer

　　脊髓損傷的人因為神經病變的關係，造成膀胱逐漸纖維化而萎縮，形成高壓性膀胱，影響到腎臟的功能。或是因為長期留置導尿管，使得膀胱慢性發炎，而造成萎縮。這些膀胱通常無法再恢復，但是我們可以使用膀胱自行擴大術，讓膀胱容量增加，膀胱內壓降低。

　　如果膀胱已經萎縮得太小，那麼可以考慮使用小腸進行膀胱擴大整型手術，也可以讓膀胱恢復到容量 500~1,000 毫升。但是手術之後，必須使用間歇性導尿，定時將尿液導出來，而無法再用反射刺激讓尿排出。

　　最好能夠先檢查一下，到底你是屬於哪一種膀胱功能萎縮？有些高位脊髓損傷的人，是因為膀胱反射亢進，導致在很小的容量便會排尿。這種膀胱功能並沒有喪失，膀胱容量變小也不是萎縮，可以使用肉毒桿菌素注射，來增加膀胱的容量，減少反射性排尿。但是同樣的，治療之後，膀胱的收縮力降低，仍然需要用導尿管定時導尿，才可以將尿液排空。

Q6-9

膀胱造瘻之導尿管阻塞處理方法

我是 T9-L1 不完全脊髓損傷者，85 年使用尿道導尿管，更改膀胱造瘻近二十年。最初使用的尿道導尿管為 16 號，更改膀胱造瘻後使用 24 號導尿管，幾年之後更改為目前的 22 號導尿管。居家護理師每個月協助幫忙更換新的導尿管之後，平日就常常發生尿道感染不可抑制，導致我常自行拔管、插管，雖然偶爾會順利完成，但時常尿道滲尿不止，尤其是外出時，更是不堪其擾。由於我是個視覺障礙者，需用手指或手掌觸碰導尿管的溫度來評估尿是否暢通，能不能給予適當的指導協助？

Answer

　　膀胱造瘻是處理膀胱反射亢進及尿道外括約肌共濟失調，又有反覆性尿路感染的一種方法。但是因為你的受傷部位是在薦髓以上，膀胱反射依然存在，而且在有感染的時候會更加嚴重。有時候膀胱造瘻管放得太深，或是尿中有一些沉澱物阻塞了管子，容易讓造瘻引流不好，所以常會有漏尿的情形。

　　除了在家裡由居家護理師定期更換造瘻管之外，其實應該每個月或是每三個月，找固定的醫師檢查尿液或膀胱的狀況。因為如果膀胱已經攣縮到很小的情況，光是膀胱造瘻都不足以讓尿液有足夠的引流。如果膀胱沒有感染，但是經常反射漏尿，則應該要服用藥物，讓膀胱放鬆。這樣子也比較可以避免尿路感染及影響到腎功能。

造瘻管的大小，其實並不會真正影響到尿液的引流。如果你用普通的導尿管引流不好，經常會漏尿，也可以改用腎臟引流管。因為它的頭比較短，引流口又比較大，能夠將大部分的尿液引流乾淨，因此比較不會有漏尿的情形。

　　至於你因為視力不好，必須要用手去感覺尿液有沒有流得很順，這些可能都不是很好的方法。只要是有漏尿，就是不正常，應該要找適當的醫師檢查膀胱功能，確定你的治療方向，並且給予適當的藥物治療比較好。

Q6-10
膀胱造口的發炎和處理

昨天去打了抗生素和拿了藥回來吃，今天從造口處第一次發現許多分泌物，尿道口的分泌物也會有淡紅色的成分嗎？

| Answer

　　如果尿道口有這種分泌物，就需要進一步的處理。建議藥物治療後若無改善，則可回醫院做進一步的檢查。

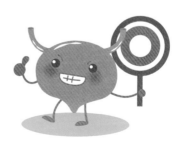

Q6-11

膀胱造瘻管水球消不掉，怎麼辦？

急急急！我在醫院換膀胱造瘻管，抽不出水，尿管抽不出來，說要去開刀房，我拒絕了。因為尿管被他剪斷了，請醫生從尿道插尿管，現在我可以過去花蓮處理嗎？第一次遇到尿管抽不出來這種狀況，跑去臺中其他的醫院處理，醫生用針頭插進去把球刺破，還好沒被送進手術室切開處理。

Answer

　　其實這個導尿管氣球無法消掉急症的處理，進開刀房並沒有錯誤，大家不要把進開刀房想成很可怕的用刀劃身體那種開刀。醫師的意思應該是用內視鏡，然後用一支針將氣球刺破，那就可以順利把導尿管取出來。這種情形我們偶爾會碰見。

　　導尿管的水球如果沒有辦法放，也有可能是水球的周圍有小石頭黏著，使得導尿管的阻力增加，無法消掉水球。如果真的消不掉，也可以用超音波，利用穿刺針從膀胱上方直接戳進膀胱，將氣球戳破，或是如臺中醫院醫師所做的，從導尿管插進去一隻細針將氣球戳破，這些都是可以簡單完成的工作。可能是第一家醫院的醫師並沒有說明得很清楚，讓傷友嚇得差一點跑到花蓮來。

我把全臺灣脊髓損傷排尿照護的醫師群公佈在群組裡，大家可以參考。我們會舉辦專家會議，進行專家訓練，我們也會準備一些傷友的問題，在專家訓練課程裡面討論，讓大家能夠有一致的作法。希望這個群組對大家會有幫助，由此也可以知道，這個排尿照護網路是多麼的重要。希望在未來的三年內，我們真的可以攜手共同建立一個健康的脊髓損傷排尿照護網路。

MEMO

_____

_____

_____

_____

_____

_____

_____

_____

慢性脊髓損傷泌尿系統併發症

泌尿小學堂

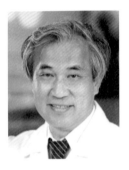

花蓮慈濟醫院泌尿部
郭漢崇 主任

　　一個慢性脊髓損傷病人在出院之後，最常見的泌尿系統併發症包括：（1）反覆性尿路感染，（2）膀胱內壓過高導致腎水腫，（3）膀胱輸尿管尿液逆流，（4）腎功能低下及尿毒症，（5）尿路結石。

　　泌尿系統的併發症最常見於完全性高位脊髓損傷的病患，尤其以逼尿肌尿道外括約肌共濟失調（detrusor sphincter dyssynergia）的病人最常見。由於病人具有高排尿壓以及大量殘尿，使得膀胱容量受細菌感染，加上膀胱肥厚，腎臟水腫逐漸形成。除了反覆性腎臟感染會造成腎功能低下之外，較高的腎內壓力亦會

使得腎過濾功能減低，尿毒遂逐漸升高。

　　尿路結石常由於病人下半身或全身不動，鈣質大量由骨骼移出，或是由於尿路感染加上尿路阻塞所形成。尿路結石會使得尿路感染不易治療，亦會使得腎功能受影響，是不可忽視的泌尿系統併發症。

　　許多併發症的產生大抵與排尿時的膀胱內壓，以及尿道外括約肌放鬆與否有關。一個正常反射亢進的排尿障礙，具有逼尿肌有力的收縮，以及完全放鬆的尿道。因此，病人雖然會有尿失禁，但其排尿甚為乾淨，不會有太多的殘尿，因而也不容易有尿路感染的情形。但如果病人有尿道外括約肌共濟失調，排尿時膀胱內壓極高，尿道放鬆不良。膀胱內壓高時，會使得膀胱表層的多醣體保護膜破壞，細菌容易侵入膀胱壁，加以殘尿量多，對細菌繁殖甚為有利。長期的膀胱高內壓亦會造成腎水腫及腎內壓過高，細菌再由膀胱往上侵犯，造成腎盂腎炎及腎實質結疤。因此，維持一個低壓力的膀胱內壓以及排尿時一個通暢的尿道便十分重要。

MEMO

_____

_____

_____

_____

_____

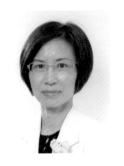

中山醫學大學附設醫院
復健醫學部
黃玉慧 醫師

慢性脊髓損傷泌尿系統併發症

慢性脊髓損傷會造成各種不同的膀胱及尿道功能失常。自主神經異常反射（autonomic dysreflexia）常在交感神經核（第六胸髓）以上的高位脊髓損傷患者發生；而逼尿肌尿道外括約肌共濟失調（detrusor sphincter dyssynergia）則會發生於薦髓以上之脊髓損傷。傷害在薦髓及馬尾（cauda equina）常會造成無反射的膀胱及尿道。隨著時間過去，數年後這樣的膀胱可能會變成攣縮、高壓力及低適應性的狀態。這些脊髓損傷後的神經學變化，會導致病人產生各種不同的泌尿系統症狀及併發症，其中排尿困難、尿滯留、尿失禁及反覆尿路感染，都可能發生在上神經元或下神經元之脊髓損傷患者。

上尿路的功能惡化與尿道漏尿壓力（urethral leak-point pressure）及膀胱內狀況有相當密切的關係，持續性高膀胱內壓（超過 40~50 cmH$_2$O）會導致膀胱輸尿管尿液逆流（vesicoureteral reflux）。對於脊髓損傷病人而言，尿液逆流是一個危險的跡象，因為這種情況比較容易產生尿路感染。

逆流本身會導致病人產生反覆性腎盂腎炎及腎結石等併發症。而自主神經異常反射、逼尿肌尿道外括約肌共濟失調或無法放鬆的尿道括約

肌，也會產生功能性膀胱出口阻塞，而導致高膀胱內壓及大量殘尿。這些隨後的泌尿系統變化會使得脊髓損傷病人產生反覆性尿路感染、上尿路擴張，及最終造成末期腎衰竭（圖 7-1）。

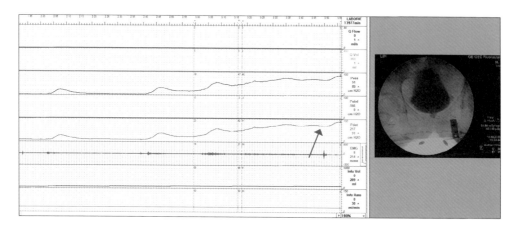

圖 7-1　慢性脊髓損傷病人末期會產生萎縮性膀胱及高排尿壓（箭號），病人膀胱適應性降低，同時也容易產生膀胱輸尿管尿液逆流。

　　在慢性脊髓損傷病人的長期泌尿系統併發症方面，有尿路感染導致敗血症、腎臟水腫、尿毒症、結石、攣縮性膀胱、膀胱輸尿管尿液逆流、尿失禁以及相關的併發症，或是因為長期留置導尿管導致膀胱腫瘤的形成。

尿路感染

　　根據 EAU neurourology guidelines 的建議，菌尿症的定義會因採集尿液的方式而不同，執行間歇性導尿者有細菌量 > 102 CFU/mL，病患自解或由尿套收集者有細菌量 > 104 CFU/mL，及由留置尿管或恥骨上抽吸者發現任何菌落數，均可診斷為菌尿症。而膿尿症（pyuria）或稱為白血球尿症（leukouria）則指在高倍數顯微鏡下（通常是 400 倍）

可見到的白血球數十個或以上。有菌尿症加上膿尿症，及伴隨相關症狀，則定義為尿道感染。

脊髓損傷病患因為感覺異常，故一般人尿道感染的症狀並不一定會出現在這些人身上。可能與尿道感染相關的症狀，包括發燒、新出現或變嚴重的尿失禁（包括從留置尿管周圍滲尿）、張力增加、倦怠、嗜睡、模糊的不適感、排尿困難、自主神經反射亢進加劇、以及尿液的混濁、尿液顏色變深、有異味等。研究指出，脊髓損傷病患平均每年會發生二點五次的尿路感染。而在脊髓損傷病患再入院治療的原因中，尿路感染占了五分之一，平均每次住院日數約為十五點五天。

尿路感染的發生和多重因素相關，大致上可以分三大因素：（1）對細菌的防禦能力下降，（2）無法排空尿液，（3）導管相關。研究顯示神經性膀胱功能障礙會改變下尿路的免疫系統，導致對細菌的防禦能力下降。造成這些改變的原因可能來自於過高的膀胱內壓、膀胱過度擴張和導管導致的泌尿黏膜缺血或損傷等。

會增加膀胱內壓的因素，包括膀胱過動、適應性變差及膀胱輸尿管尿液逆流等，均會增加尿路感染的機會。過高的殘尿量會導致細菌滋生，也是尿路感染的重要原因。研究指出殘尿量超過 300 毫升時，會增加四至五倍的尿路感染的機會。根據郭漢崇教授的研究，脊髓損傷病患的損傷高度、損傷完全與否，其發生尿路感染的機率並沒有差別。但經尿道留置導尿管或恥骨上造瘻的病患，尿路感染的機率高於腹部刺激或間歇導尿的病患。類似的結果也出現在 Krebs 在 2016 年的研究，其中尿路感染機率最高的是經尿道留置尿管（十倍的危險性），其次是間歇性導尿。

脊髓損傷病患比一般民眾有較高的機會發生無症狀性菌尿症，發生機率和病患排尿處理方式有關，自行間歇性導尿的病患有 23%~89%，而括約肌切開術和尿套集尿病患則有 57%。一般脊髓損傷病患並不需要例行性篩檢是否有無症狀性菌尿症，即使發現有，也不需要給予治療，

因為治療對病患不但沒有好處，更可能造成抗藥性菌種的滋生。對於確定診斷的尿路感染，則需要妥善的治療。一般治療應包括至少五至七天的抗生素，嚴重感染可以延長至十四天。

抗生素的選擇應該依據細菌培養的結果，如果緊急狀況無法等待培養報告（例如發燒、菌血症、嚴重的臨床症狀或自主神經反射亢進等），則可以參考病患以往的菌種，或根據經驗選擇常見菌種先給予治療。對於反覆發生尿路感染的病患，應考慮是否是其他功能性問題沒有獲得改善，例如膀胱內壓過高、高殘尿量或有膀胱結石等，必須同時給予處理。

♥ 尿路結石

脊髓損傷病患終身都比一般人容易得到尿路結石，在受傷後的前兩年機率最高，尤其在急性期，因為全身脫鈣現象，造成血液及尿液高鈣，容易得到含鈣的結石。而在慢性期，則因為尿液滯留及長期菌尿症而容易發生感染結石。根據統計，脊髓損傷患者有 7% 得過腎臟結石、36% 得過膀胱結石。與結石有關的危險因子，最重要的是長期留置尿管，其他包括尿滯留、尿路感染、膀胱輸尿管尿液逆流、受傷前有結石病史、長期留置尿管、受傷年紀大及完全性損傷等。

脊髓損傷者得到尿路結石，常常沒有明顯絞痛症狀，可能會毫無症狀或出現不典型症狀，如痙攣增加、自主神經反射亢進等。定期尿液檢驗若有發現血尿或慢性菌尿症／膿尿症，及長期留置尿管的病患，均應視為危險群。常用來篩檢尿路結石的 X 光檢查，因為脊髓損傷病患常有大量腸氣及糞便堆積，導致敏感度不高，有時候要輔助以泌尿系統超音波檢查，對於疑似病患，可以進一步安排靜脈尿路攝影（intravenous pyelography）。

🫀 腎功能損傷

在 1960 年代，腎功能損傷是脊髓損傷病患的主要死因，占所有死亡案例的 37%~76%。隨著醫療照顧的進步，雖然致死率已經不高，但是脊髓損傷病患發生腎功能損傷的機會仍然比一般人高出許多。一般認為造成上尿路系統損傷的原因為膀胱內壓過高、膀胱順應性變差、尿路結石及反覆尿路感染等。Kuhlemeier 追蹤 519 個脊髓損傷病患十年，以核醫腎臟掃描（ERPF）顯視病患的腎臟功能，發現與腎臟功能下降相關的因素包括四肢癱瘓、腎臟結石、超過三十歲的女性、及尿路感染。其中腎臟結石是最重要的因子。

高膀胱內壓一直被認為是上尿路系統損傷最主要的原因，一般學者接受的閾值 40 cmH$_2$O，來自於 Mcguire 針對先天性脊柱裂的患者研究，不過 Wyndaele 的研究顯示，對於脊髓損傷病患，超過 70 cmH$_2$O 比較有臨床意義。高膀胱內壓與膀胱適應性變差，均可能進一步導致膀胱輸尿管尿液逆流及上尿路系統擴張（圖 7-2）。主要成因為膀胱持續性高壓、慢性膀胱感染或膀胱壁肥厚，造成輸尿管進入膀胱壁的構造改變，或阻礙尿液從腎臟輸送入膀胱，進一步產生尿液逆流、輸尿管擴張、腎臟積水等病變。患者會因為反覆腎盂腎炎或腎臟積水，而導致腎皮質損傷，最終腎功能衰竭。

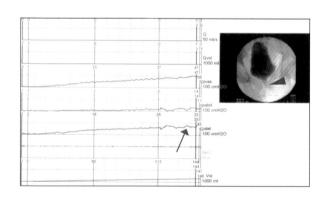

圖 7-2　慢性脊髓損傷病人的膀胱內壓過高（箭頭），加上尿道外括約肌共濟失調（箭號），加上尿道外括約肌共濟失調 (箭頭)，容易造成上尿路病變。

結石也是導致腎功能損傷的重要原因。神經性膀胱功能障礙並同時有結石的患者中,有 28%~32% 的機率會有腎功能損傷。雖然膀胱高壓是危害腎臟的重要原因,為了處理膀胱高壓而長期留置尿管,也被認為是腎功能損傷的危險因子之一。因為長期留置尿管可能會導致膀胱適應性變差,且增加結石的發生率。所以對於這些病患,應該考慮轉換其他處理排尿的方式,減少長期留置尿管的機會,並定時追蹤尿路動力學檢查及腎臟功能檢查。

💟 膀胱癌

在近年來的研究報告中,脊髓損傷病患發生膀胱癌的機率約從 0.2%~2% 不等,很多研究甚至認為不到 0.5%。在 2015 年發表的一篇研究報告,以美國健保資料庫的資料統計超過 7,000 個脊髓損傷病患,發現膀胱癌的發生率只有 0.21%,這個機率可能比非脊髓損傷病患族群還低。另一篇研究則指出,脊髓損傷病患得到前列腺癌的機率,比同性別、年齡的控制族群還少 33%,而膀胱癌的機率則差不多。

脊髓損傷的膀胱癌與慢性發炎有關,相關危險因子包括反覆泌尿道感染、尿路結石及長期留置導尿管。最近有一篇統合分析結果,脊髓損傷病患發生膀胱癌的機率大概是 0.6%,罹病的平均年齡是五十歲(平均約為受傷後的二十四年),使用長期留置尿管的期間為六至二十九年(平均十六年),其中 SCC 占 36.8%、TCC 占 46.3%。一年存活率為 62.1%。膀胱鏡診斷的敏感性為 64%,細胞學檢驗的敏感性為 36.3%。

雖然脊髓損傷病患發生膀胱癌的機率沒有比較高,但一旦被診斷出來,不管是鱗狀上皮細胞癌(squamous cell carcinoma)或移形上皮細胞癌(urothelial cell carcinoma),死亡率則明顯比一般膀胱癌患者高,約為六點七倍。這種高死亡率可能與脊髓損傷患者被診斷出來的

時候較年輕且癌症期數較高有關，因此對於高危險群的脊髓損傷病患，仍須密切觀察追蹤檢查。有學者建議對於五十歲以上，並有下列現象的病患：血尿（gross hematuria）、每年發生四次以上的尿路感染、長期留置導尿管、慢性會陰部或骨盆疼痛、X 光檢查異常、及接受過大腸膀胱擴大術（colonaugments）者，每年應安排膀胱鏡檢查。

♥ 結語

　　脊髓損傷病患的排尿障礙可能會伴隨病患終身，其功能表現隨病患損傷位置與時間長短而有不同，且可能會導致許多泌尿系統併發症及影響病患的生活品質。故對於初次診療病患，必需要詳細完整的評估患者的神經與泌尿功能，並依照評估結果與病患對生活品質的要求，決定後續的治療方針與追蹤檢查模式。長期治療目標為：維護腎臟功能、減少併發症及改善患者的生活品質。

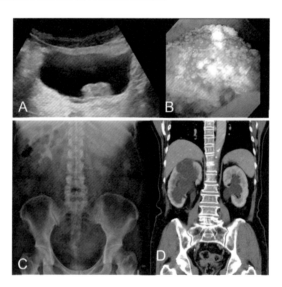

常見的脊髓損傷泌尿系統併發症 (A) 膀胱癌，(B) 膀胱結石，(C) 腎結石，(D) 腎臟水腫。

MEMO

Q7-1

脊髓損傷者的尿路感染

雖然我的主治醫師總是不希望我感染發燒時自行服用抗生素，可是往往半夜痛苦極了，在服用後確實退燒治癒，緩解當下的不舒服，所以至今仍然會必備抗生素在家。回診時我還是會主動告知醫師，有自行服用一個週期的抗生素，醫師仍然會再留尿培養，確認已無細菌。如果抗生素（賜福力欣）壓制不住，我就會去急診了，不會自行服用二、三線以上的抗生素。

Answer

　　脊髓損傷的病人因為膀胱表皮不健康，而且膀胱內壓較高，有細菌感染的機會是很大的。所以只要看見尿變得混濁、或是出血、或是已經出現尿路感染的全身性症狀，我還是會建議大家先用自備的抗生素服用一、兩天，同時也要多喝開水，增加導尿次數，讓感染減輕。

　　有時候也可服用普拿疼退燒，但是如果感染一直存在，可能尿液中的細菌改變，對這種藥產生抗藥性。這時候，還是要去看醫生，做尿液培養才好。

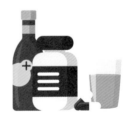

尿液白濁一定是感染嗎？如何處理？

我本身會滲尿，平日以套尿套著為處理方式。近期尿液呈現白色混濁，但身體並未產生明顯不適及發燒的症狀。而治療尿液感染，基本上皆以抗生素為主要療法。我因為不太想再吃抗生素，故現以多喝水讓其多排尿為處置方式，發現尿液混濁度有漸漸改善趨勢。請問：

1. 我這樣的處理方式正確嗎？或有更好建議？

2. 時間會較長，此狀態長期會對腎臟及膀胱有影響嗎？

Answer

　　脊髓損傷病人因為尿排不乾淨，膀胱表皮脫落的沉澱物，常常會使得膀胱裡面的尿變成混濁。另外，有腎結石和膀胱結石也會因為細菌感染，加速表皮的脫落，而形成混濁的尿。

　　處理的原則是多喝開水，以及攝取酸性的食物，如醋、水果、或是蔓越莓。但是一定要先找醫師檢查有沒有尿路結石。因為沒有全身性的症狀，所以即使膀胱有輕微的感染也沒有關係，不一定要吃抗生素，多喝水才是最重要的。

　　如果有留置導尿管，可以兩個星期換一次管子，減少導尿管上面細菌的附著，也可以避免形成膀胱結石。如果解尿不乾淨，應該要加上自行導尿，將排尿後的殘尿解乾淨。如果經常如此，可能要進一步檢查找出原因，才能夠解決排尿以及尿液混濁的問題。

Q7-3

輸尿管狹窄的處理方法

輸尿管萎縮造成腎水腫，除了放雙勾導管把輸尿管撐大，每半年要放一次，一個月後才拔除，請問是不是還有更好的治癒方法？

Answer

輸尿管通常是不會萎縮，但是會因為發炎而狹窄。如果只是一小段狹窄，可以考慮用手術將它切除，再把上下兩端的輸尿管縫合就可以。但如果太長段的狹窄，則可能要改用小腸來取代輸尿管。但是要先確定，問題是否是來自於輸尿管萎縮？如果腎臟水腫並沒有症狀，有時候只是以前腎水腫所留下來的殘餘腫大，並不需要治療。所以雙勾管是否需要經常更換，必須經過詳細檢查才會知道。

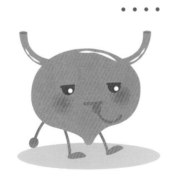

膀胱適應性與腎臟水腫的關係

我的膀胱彈性鬆緊度，上半年前數值在 49，前幾天檢查在 27，這會有何影響？又能夠如何改善？還有腎臟的排水速度較上半年慢，經尿路動力學檢查，膀胱壓力正常，排水速度會逐年下降嗎？我該如何處理？

Answer

　　膀胱的彈性、鬆緊度，一般我們稱為膀胱適應性。也就是膀胱在裝尿的時候，容量與壓力的比值。膀胱彈性愈好，可以裝的尿容量就愈多，但是壓力並不高。所以一個好的膀胱，應該是彈性好、膀胱內壓低。因為膀胱的壓力變高，腎臟的排泄速度也會變慢。時間久了，就會影響到腎功能。

　　脊髓損傷病人的排尿障礙，一定要注意膀胱的適應性，藥物讓膀胱保持在較低的壓力之下。如果壓力過高，除了用藥物治療之外，可以考慮肉毒桿菌素注射。重要的是，要知道自己膀胱的最佳容量是多少？不管是自行小便或是間歇性導尿，都要讓膀胱維持在一個壓力不太高的容量，才能保護腎臟的安全，所以定期的身體檢查是很重要的。

Q7-5

長期膀胱造瘻的尿道狹窄

倘若做膀胱造瘻已多年，有時回醫院檢查時需要將儀器經由泌尿道植入才有辦法進行後續，但醫護人員欲將儀器植入尿道時，卻造成植入困難。請教是否有相關辦法可解決或改善呢？

Answer

　　你的狀況應該是排尿的時候有膀胱出口阻塞，造成膀胱內壓過高，引起腎水腫或是反覆的急性腎盂腎炎，醫師才會幫你做膀胱造瘻引流尿液。雖然有了膀胱造瘻，但是膀胱出口阻塞仍然會隨著時間而有變化，例如：膀胱頸會持續的緊縮，括約肌共濟失調也會存在，所以在做檢查的時候，從尿道放置導尿管，有時候會遇到很大的阻力，不容易放進去。在這種狀況下，我們會建議由膀胱造瘻口直接作壓力測試，就可以知道現在的膀胱功能如何。

　　膀胱造瘻並不是一個很好的方法。如果做了之後，仍然會有反覆性的尿路感染、急性腎盂腎炎、或是漏尿、甚至是自主神經反射亢進，應該要考慮改變排尿方式。

　　通常如果是上肢正常，可以自行導尿者，我們會建議做膀胱擴大整型手術，讓膀胱的容量增加。再加上自行導尿，便可以讓自己不會漏尿，而且可以預防反覆性的尿路感染及腎臟功能受損。

導尿管裡的顏色和處理

我是 109 年 3 月 5 日做膀胱造口，感染住院，昨天出院。我的膀胱尿道原本就沒知覺，也不知道有沒有不舒服，做造口是因為要降低感染機會而做的。請問醫師，我導尿管裡的尿是血尿嗎？我需要去醫院嗎？我一個人在租屋處很慌，有醫師可以諮詢嗎？

Answer

　　從你的導尿管顏色看起來，是有一點血尿，不過大部分的尿還是黃色的，應該沒有關係。

　　趕快大量的喝水，而且服用出院時醫師開給你的抗生素，不要亂跑，在家休息一天，應該就會好一點。

Q7-7

腎臟水腫、血尿、感染等問題

我是民國 78 年受傷，綁尿套至民國 96 年。96 年檢查發現腎指數 6.6，腎積水，於是開始置放長期導尿管。目前腎臟指數在 2.0，一天排尿量約 3,000 毫升。這一兩年開始發現導尿管、尿袋內有血，也時常感染，請問有比較好的改善方式嗎？

Answer

　　你會因為綁尿套造成腎臟水腫，一定是因為你是高位脊髓損傷，造成膀胱反射亢進，加上尿道外括約肌共濟失調，使得膀胱持續高壓，才會發生兩邊的腎水腫。現在雖然放了導尿管，膀胱壓力已經減低，腎水腫也改善，但是膀胱三十年來應該持續的萎縮。

　　長期放導尿管會導致反覆性的細菌感染，有時候對腎臟功能也是不好。如果你發現有出血的現象，應該多喝開水，然後自行服用三天的抗生素。尤其是像你這種病人，更應該要定期進行膀胱功能檢查，以及腎功能檢查。因為你現在腎指數還有 2.0，腎臟功能不算是很好，所以並不適合做任何進一步用小腸去擴大膀胱的治療。

　　不過如果膀胱容量還沒有很小，也許可以考慮將膀胱的肌肉剝開，減少膀胱裡面的壓力，或許可以讓你拔掉尿管，而改用自行導尿來排尿。找個時間做進一步膀胱功能檢查是絕對需要的！

脊髓損傷者的尿路感染和尿道瘻管

我是頸髓第六節，受傷七年。以前有導尿，膀胱受壓就會尿出來了。後來因褥瘡及方便插入 20 號尿管約三年，常有渣質塞住。常換尿管好像就不會塞了，大約三週換一次。有時會因為自主神經反射亢進頭痛到去急診，也常副睪炎住院，目前消腫，但睪丸還是有點硬。會常習慣搓肚子，尿才會從尿管出來，有時尿管不好插，插不到底。膀胱鏡檢查，醫師說裡面有個洞，常插到那裡去。請問醫師，我需不需要做造瘻？如果不想，洞會密合嗎？

Answer

　　C6 頸髓受傷的人，除了膀胱反射亢進之外，常有膀胱頸共濟失調以及尿道外括約肌共濟失調。因為膀胱頸過於緊張，所以必須要一直刺激或是壓尿讓它放鬆，才能排出尿來。

　　有時候膀胱壓力過高，容易造成細菌感染，也就是因為這樣才會導致反覆的副睪丸發炎，表示尿道外括約肌緊張，細菌已經可以從膀胱及尿道跑到副睪丸而產生發炎。

　　由於高位的脊髓損傷會造成自主神經反射亢進，所以當導尿管阻塞，一定會讓自主神經反射亢進加劇。這些都可以使用藥物治療，或是用肉毒桿菌素注射膀胱來解決。

　　如果現在一直放著導尿管不是很方便，是可以考慮將膀胱頸切開，尿道外括約肌注射肉毒桿菌素，改善排尿品質。當然一定要好好地控制發炎，要不然這種發炎也會往上影響到腎臟功能。

你的尿道有個洞，一定是以前導尿或是放導尿管的時候，沒有放到膀胱裡面去。因此在膀胱頸的下方形成一個小洞。這個小洞也會使得你在導尿時，更難將導尿管放進去。如果將膀胱頸切開，讓這個洞與膀胱形成同一個通道，就不會有導尿的問題。

Q7-9

尿路感染的處置和檢查

我是 T5，受傷快七年了，都是導尿。膀胱尿太多會自動尿出來，尤其是躺平，尿出來後再導尿會超過 100 毫升。我尿道感染時不會發燒，只有三年前一次細菌跑到血液敗血引起發燒。因為不會發燒，所以我不太清楚我是不是有尿道感染，除非神經痛得非常明顯，劇痛超過一星期、漏尿變嚴重、尿液持續幾天或沈澱物多，我才能意識到是不是尿道感染，去醫院驗尿。

1. 我擔心如果我常常沒察覺到，是否長期下來對膀胱會造成傷害呢？

2. 我該每半年或一年固定檢查一次尿液嗎？

Answer

尿路感染通常會發燒，如果沒有發燒，可能感染還沒有跑到腎臟造成急性腎盂腎炎。當尿路感染侷限在膀胱的時候，膀胱的表皮會剝落得很厲害，所以尿會變得非常混濁，

有時候夾雜著一些血絲。如果看到導尿管裡面的尿液很髒，一定要大量的喝水，而且多吃酸性的飲料或是水果，會有幫助。每天吃一公克的維他命 C，持續幾天，也會有助於尿液酸化。

有些人身體比較虛弱，尿路感染，甚至到急性腎盂腎炎，有嚴重的腰痛，全身無力，卻還是沒有發燒，就可能是免疫力太差所造成的。當你有濁尿、血尿、會嘔吐、噁心、腹脹的時候，請注意可能你的尿路感染已經產生了菌血症，甚至會變成敗血症，必須立刻處理。

在胸髓損傷的人，膀胱反射亢進通常會伴隨著尿道外括約肌共濟失調。所以間歇性導尿是必須要做的事情。當發現尿液外漏，而且身體不舒服，例如腹脹、反射增強、頭痛的時候，就表示膀胱壓力過高，必須要趕緊導尿。

如果尿導出來很髒，應該想辦法留置導尿管。我常常建議脊髓損傷的人，家裡一定要備著一套無菌的導尿管、注射筒、生理鹽水等，可以自己處理，將導尿管留置到看醫生，不要等到發燒，才去醫院急診。

要注意如果最近漏尿的情況比以前更嚴重，也代表尿路感染愈來愈嚴重，必須趕緊去看醫生。如果這個情形持續不斷，用藥物治療也效果不好，那就要詳細的檢查。使用藥物或是手術，來改善排尿障礙。千萬不要讓自己的腎臟因為排尿處置不良，而受到傷害！

Q7-10

脊髓損傷者的尿路結石

我 T5 脊髓損傷一年多，排尿方式是間歇性導尿。近日去醫院檢查腎臟超音波發現有白點，似為一顆 0.48 公分的結石，醫師建議持續追蹤即可。想知道我目前該如何保養使之不再惡化，又或未來有哪些治療方式可選擇？脊髓損傷的病人適合震波碎石嗎？

Answer

高位脊髓損傷的人因下半身沒有活動，所以骨質容易流失，尿液中的鈣質和磷質的成分也特別高。因此如果水分喝得不夠多，很容易形成腎結石。當結石在腎臟實質裡面，但沒有掉落出來，不會阻塞腎臟出口，也沒有造成尿路感染的時候，其實並不需要去治療。如果結石已經大於一公分，腰會疼痛，腎臟有水腫，或是經常發生尿路感染時，就應該要處理。

原則上，腎結石在一公分以內，只要用體外震波就可以。由於體外震波不需要麻醉，脊髓損傷的人也沒有關係，可以直接作治療。但如果結石堵住輸尿管，造成腎水腫或是感染時，就需要用內視鏡將結石擊碎。有腎臟結石，必須要多喝水，而且要定期檢查。

每個脊髓損傷的人，最好每半年到一年就應該要檢查腎臟超音波，看看有沒有腎水腫或是腎結石。如果有腎結石發

生，更應該密集檢查，例如每三至六個月就進行超音波掃描。因為脊髓損傷的人有排尿困難，必須要定時導尿，或是有尿失禁，所以很多人都不太喝水。具有結石體質的人，因此更容易長出結石，應該要特別注意。至於沒有結石體質的人，也會因為骨質流失，造成腎結石發生率增加，也應該要注意，千萬不能掉以輕心。

Q7-11

尿液中的泡泡多是什麼原因？

我受傷三十二年了，我是C4、C5，最近尿液有泡泡久久不消，請問醫師，這是怎麼一回事呢？

Answer

　　尿中有泡泡，有可能是膀胱發炎，也有可能是尿太濃所造成的。如果你是自己可以解小便，但是解不乾淨，有時候水喝得太少，膀胱表皮剝落所造成的一些沉澱物，也會在小便的時候形成許多泡泡。如果你有這種現象，可以先大量的喝水，然後多上廁所幾次，看看泡泡會不會消失。如果泡泡還是存在，最好去檢查一下尿液，同時請泌尿科醫師測量一下小便後的殘尿，看有沒有發炎。如果有發炎，就吃點抗生素，應該可以改善的。

Q7-12

脊髓損傷者碎石手術後的漏尿

我接受膀胱碎石手術，原本四小時導尿，手術後一、二小時就想尿，而且還會漏尿，該如何處理治療呢？

Answer

膀胱碎石手術之後，膀胱會受到刺激，產生發炎反應。因此，膀胱的神經會變得比較敏感，膀胱反射也會增強。因此，本來四小時才須要排尿，現在變成兩、三個小時，就必須要排尿，而且會漏尿。有這種現象，應該是短暫的變化，只要多喝水，並且按時服用抗生素，或是加上膀胱放鬆的藥物，就可以逐漸改善。

如果還沒有改善，應該回去醫院檢查，看看是否有持續尿路感染的現象？這時候，應該要改用其他抗生素，或是加強膀胱放鬆的藥物，也逐漸可以緩和，不用擔心。

不過，你會有膀胱結石，應該是尿排不乾淨，可能是有膀胱頸功能失調，或是尿道外括約肌共濟失調，應該檢查一下。

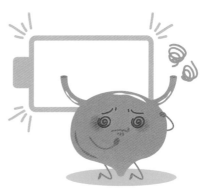

Q7-13

尿液混濁及沉澱物

請教醫師，我的尿液有點白色混濁，因為沒有發生身體的不舒服，平常就以多喝水來處理。我是以套尿套（自行滲尿）接到集尿袋的方式，一段時間再排掉。剛開始排出的尿液有點白色混濁（無味），待集尿袋集的量稍多時再排出，就會發現有乳白色條狀物（有點像鼻涕），不知那是什麼？

Answer

　　每一個人的膀胱都有表皮，表皮會脫落，只不過一般人表皮脫落的量很少，所以夾雜在尿中看不出來。脊髓損傷的人因為神經性的病變，所以膀胱會處在一個慢性發炎的狀態。這種情況，膀胱表皮剝落的程度就比一般人要來得快，所以有時尿中就會出現白色的沉澱物。如果尿不乾淨，這些沉澱物更會累積在膀胱底部，久而久之，就會成為比較明顯的混濁尿，甚至會形成膀胱結石。

　　當膀胱有發炎的時候，這種尿的沉澱以及混濁程度，更會加重。其實只要沒有血尿，或是膀胱疼痛，或是尿失禁嚴重的情況下，這種情形都是屬於可接受的正常範圍。

　　建議您多喝水，而且應該找醫生做膀胱超音波，看看殘尿多少，或是膀胱裡面有沒有可疑的結石成分。如果有，就應該趕快處理。另外也可以定期驗個小便，看有沒有尿路感染，如果有的話，服用抗生素也可以改善尿液混濁的情況。

Q7-14

長期留置導尿管尿液混濁阻塞的處理

我是頸髓五、六節損傷，長期放尿管。最近尿管排出很多粉狀的分泌物，而且會把尿管塞住，無法排出尿，水分也喝兩千多毫升。尿管塞住排不出時，我就會冒冷汗、血壓上升、頭痛到要爆炸。請問這個有什麼辦法改善？因為這個分泌物讓我很困擾，三不五時就會出現這個狀況。

Answer

　　脊髓損傷的人長期置放尿管，本來就會引起膀胱慢性發炎。由於脊髓損傷神經性病變，使得膀胱表皮容易被細菌附著，產生慢性發炎，表皮細胞剝落，便會形成白色的霧狀物質。如果水喝得不夠多，這些物質便會沉積，而成為你所說的粉狀的東西，在尿管裡面，附在尿管壁上。有時候更會阻塞到尿管的洞口，造成尿蓄積在膀胱中，而引發自主神經反射亢進，造成頭痛、血壓上升、盜汗等等症狀。

　　有這種問題，應該要提早更換尿管，平常四週換一次，可能要改成兩週，並且攝取較酸的食物或是維他命 C，讓尿液酸化，也可以減少細菌滋生，減少粉狀物質的產生。如果還是不行，那就要找醫生檢查，是不是有細菌感染造成膀胱慢性發炎，使用藥物來抑制細菌的生長，才是根本之道。

尿路感染和膀胱萎縮

我兒子目前受傷四個多月，可自行解尿，但早晚導尿一次，因為有時殘尿過多，會超過 100 毫升。他自從受傷就常發生感染，必須口服抗生素，醫生除了叮嚀我們要多喝水、注意導尿衛生，也說因為才剛受傷幾個月，所以膀胱情況較不穩定，比較容易感染。而我擔心的是尿路感染會造成膀胱萎縮跟腎炎，他現在每次的尿量有 200 多毫升，我很怕他的膀胱萎縮，所以特地上網查如何不讓膀胱萎縮。但查到的資料很少，只看到手術或是做凱格爾運動。但我兒子腿受傷沒辦法做，想請問大家有沒有其他日常能做，可以預防膀胱萎縮的方法？

Answer

　　脊髓損傷四個月，神經發炎還在持續進行中，所以此時膀胱表皮再生功能仍然相當不足。加上排尿時有反射亢進以及尿道括約肌共濟失調，會使得膀胱內壓增加。這個增加的內壓就會讓膀胱表皮容易受到細菌感染。間歇性導尿是很重要的，如果排尿不乾淨，間歇性導尿可能要一天四次，才能有效的將膀胱的殘尿清掉，同時也讓細菌沒有機會繁殖。

　　持續性的抗生素預防膀胱感染，在這個階段也是有需要。只要好好的照顧膀胱，膀胱不會那麼早就萎縮，不用擔心，但一定要有固定的醫師，而且是懂得脊髓損傷排尿照護的醫師照護才行。

Q7-16

高位脊髓損傷的血壓上升、急尿、漏尿原因

我是頸髓四、五、六節損傷的傷友，長期留置導尿管，上禮拜五換完以後，有時候突然感覺有膀胱收縮、漏尿、脹尿感，但實際都沒漏尿。而且當下血壓高到170，平常我的血壓100以下。今天請人來重新換尿管看看，護理師說拔管跟插管都很緊，而且在換的時候我血壓也是飆高頭痛，這是什麼問題呢？

Answer

　　導尿的時候，突然間產生膀胱收縮，不論有沒有尿漏出來，都是一種膀胱逼尿肌反射亢進的現象。這在高位脊髓損傷的人來講，是常見的反射。如果膀胱有細菌感染的時候，這種反射會變得更加嚴重。當伴隨著血壓上升、頭部冒汗、皮膚潮紅、或是有頭痛的現象，這就是自主神經反射亢進，英文叫做 AD。

　　這種反射亢進有時候在便秘，大便不通的時候，會更加嚴重，或是在膀胱排尿困難，膀胱壓力上升的時候，都會使得血壓飆高。國內有幾位脊髓損傷的朋友，就是因為這樣子，來不及處理，而產生腦中風出血，甚至死亡的案例。所以這是一種脊髓損傷特有的泌尿道急症，必須要立即處理。

　　有這種現象，一定要趕快就醫檢查。第一要排除尿路感染，第二就是檢查在排尿的時候壓力是否過高。導尿時若膀胱太脹，會引發自主神經反射亢進。這種併發症治療的時候，應該盡量讓尿液通暢，不要讓膀胱過脹。如果有尿路感染，一定要用藥物治療，並且保持排便通暢，才能夠減少 AD 的

發生。重要的是，要檢查膀胱容量跟內壓，是不是應該要用藥物治療？例如肉毒桿菌素注射膀胱或是尿道，都可以有效改善 AD 的發生。

自主神經反射亢進的處理方法

上述產生的反射狀況，我在大小便時幾乎是天天在發生，頭部冒汗、皮膚潮紅及頭痛、血壓升高，我也好擔心會中風。想再請問醫師，做膀胱擴大手術一定要用導尿方式，不能使用留置導尿管嗎？女孩子如果出門在外時，導尿確實是不方便，這也是我一直猶豫不決要不要手術的原因。現在每天都是汗流浹背、身體發冷，非常難受。

Answer

　　要解決自主神經反射亢進的方法很多，除了膀胱擴大整型術之外，也可以考慮注射肉毒桿菌素，來減少自主神經反射的發生。另外如果是四肢全癱的脊髓損傷患者，因為手不方便自行導尿，也可以考慮使用迴腸尿改流方式，讓尿液由下腹部造瘻口流出來，外面貼著尿袋，這樣子尿就不會經過膀胱，也就不會產生神經反射亢進。

　　不過脹尿以及膀胱發炎只是神經反射亢進發生的其中兩個原因，排便不順、長期便秘，或是外傷等因素，也會產生神經反射亢進。建議你不妨檢查一下身體的狀況，再決定最好的處置方式。

自行導尿發現尿有異味的原因

請問醫師，我是採用間歇性導尿，想問導完尿，導出來尿的顏色還算清澈，但尿有臭味，是什麼原因呢？

Answer

使用間歇性導尿的脊髓損傷病人必須注意，有時導尿時，可能沒有把膀胱裡面的尿液全部導乾淨，因此會有一些殘餘的尿，和膀胱黏膜表皮的脫落沉澱物在膀胱的底部。這些沉澱物和殘留的尿在膀胱裡面，時間愈久，味道就愈重。

有時候在導尿之前，不妨讓身體翻動一下，讓膀胱裡面的尿液稍微混合，比較容易將這些混濁的沉澱物排出來。記得導尿一定要導到最乾淨。要拉導尿管出來的時候，慢慢拉，不要一下子就拿走，否則比較容易會有殘尿。

如果你的尿味道真的很臭，還是要去檢查有沒有尿路感染。如果有的話，趕快服用抗生素，並且大量喝水，才能保護膀胱的健康！

尿液中有白色混濁濃稠沉澱物，是怎麼回事？

請問醫師，有傷友在問有沒有人有過這樣的經驗，尿中有類似痰狀的物質，這是精液或是雜質？

　　尿液中有出現類似痰或是精液般的白色濃稠沉澱物，大部分都是膀胱表皮剝落所形成的沉澱，或是因為有尿路感染，造成膀胱表皮剝落加速所造成的混濁沉澱物，不會是精液。有這種問題就多喝水，吃點酸性的水果，就會改善。如果說還是持續有這種混濁的尿液，最好還是到醫院檢查一下。如果有特別的細菌感染，就要用藥物治療。也有可能是膀胱有小結石，造成尿液混濁。這些都可以很簡單用超音波檢查得到，並進行處理。

Q7-20

導尿管有結石掉出來，怎麼辦？

我是胸髓 T12 節受傷，目前以造口放導管，不會影響基本生活，而前兩天居然有結石跟著尿流出來！我很擔心，我以前得過腎結石，而我平常一天喝 2,500~3000 毫升的水，想請問醫師，我有沒有高的機率會得到腎結石？

　　膀胱造口放導尿管，一定會有膀胱內的慢性發炎。細菌在導尿管周圍會形成小結石，有時候會堵塞導尿管。所以除了要多喝水之外，也要經常置換導尿管。如果有結石掉出，則應該用膀胱鏡檢查膀胱內，是否還有其他的結石？早一點處理，以避免結石阻塞，造成急性膀胱細菌感染。

Q7-21

脊髓損傷者的腎功能保護

脊髓損傷者癱瘓下半身沒有知覺或感覺遲鈍，經年累月尿失禁加上經常性的泌尿感染而不自覺，導致造成腎功能衰敗而不自知，請問傷友如何不落入洗腎敗腎的宿命裡？腎功能的敗壞吃補腎藥可恢復嗎？有什麼保護腎功能的祕方？另腎功能指數低於多少時就需洗腎？

Answer

　　脊髓損傷者腎功能會惡化，最主要是來自於排尿處置不當所引起的。不論是高位脊髓損傷或是低位脊髓損傷，都有可能造成膀胱高壓的變化。

　　高位脊髓損傷的人，因為膀胱反射亢進，同時加上膀胱頸或是尿道外括約肌共濟失調，使得排尿時膀胱壓力過高，不僅是傷害膀胱表皮，容易引起尿路感染，更會造成膀胱肥厚，導致腎臟尿液無法往下宣洩，因而逐漸形成腎水腫、反覆尿路感染、膀胱輸尿管尿液逆流、以及腎功能衰退。因為脊髓損傷的人，對於膀胱脹尿沒有感覺，如果是有自主神經反射亢進 T6 以上的脊髓損傷者，可能還會因為自主神經反射亢進，而感受到膀胱脹尿的痛苦，如果不能排尿便用導尿，反而可以減少對於腎臟的傷害。但是，如果是在 T6 以下的脊髓損傷者，則可能沒有自主神經反射亢進，加上沒有膀胱脹尿的感覺，以為尿會流出來便沒事，所以包著尿布，認為自己可以排尿，不知不覺中就會影響到腎臟。有時候來到醫院

時，腎臟功能已經衰退到貧血、尿毒上升、食慾不振、腹脹、甚至血壓升高，產生慢性腎衰竭的症狀。

　　低位脊髓損傷的人，雖然膀胱不會排尿，但是通常可以使用腹壓排尿，但是不見得能夠排空膀胱。因此，膀胱裡面的殘尿愈來愈多，膀胱壓力也愈來愈高。時日一久，腎臟就會受到影響。膀胱內壓逐漸上升，當膀胱內壓超過 30 cmH_2o，甚至超過 40 cmH_2o 的時候，腎臟有尿便無法往下流出，有時也會出現兩側腎水腫、或是膀胱輸尿管尿液逆流。此時雖然病人會漏尿，但是膀胱裡面剩下的殘尿很多，漏尿的壓力往往已經會影響到腎臟的功能。

　　不論如何，有脊髓損傷的人一定要定期檢查。高危險群的人，可能三個月，最慢六個月，就要檢查一次。低危險群的人，至少一年要檢查一次。檢查腎功能、腎臟超音波、膀胱內壓，決定我們在導尿的時候是多少的量？一天幾次導尿才不會傷害腎臟？同時也要檢查尿路有沒有感染，如果有的話，也應該要一併治療。

　　定時定量的導尿可以降低膀胱內壓，減少對於腎臟的傷害。如果膀胱壓力很高，則可以使用肉毒桿菌素注射在膀胱讓膀胱壓力降低，或是加上抗膽鹼藥物來放鬆膀胱。這些處置都有助於保護自己的腎臟。所以敗腎不是脊髓損傷者的宿命，唯有懶惰不去檢查的脊髓損傷者，才會走到腎衰竭或是需要洗腎的結果。

定期泌尿系統
健康檢查

08

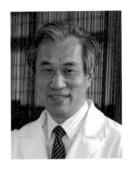

花蓮慈濟醫院泌尿部
郭漢崇 主任

　　要徹底明白自己的泌尿系統狀況，並不能只靠尿液量多少或有無發燒來決定。每一個慢性脊髓損傷者一定要定期接受泌尿系統健康檢查。尤其是完全性脊髓傷害、四肢全癱、長期留置尿管等高危險群的病人，至少每年應有兩次的泌尿系統健檢，其餘的脊髓損傷者亦應有每年一次的健康檢查。

　　泌尿系統健康檢查應包括：

一、**尿液分析**：看看有無尿液感染，如有感染則應進行尿液細菌培養並投予抗生素。

二、**腎臟超音波**：檢查腎臟有無水腫、有無

腎結石以及慢性腎盂腎炎之結疤情形。

三、**膀胱超音波**：看看排尿後之膀胱內殘尿、有無膀胱結石、尿液是否混濁、膀胱肥厚及小樑化是否嚴重。

四、**錄影尿動力學檢查**：如果病人有大量殘尿或腎水腫情形，則應進一步進行錄影尿動力學檢查，以瞭解是否具有高壓力性排尿，是否有共濟失調之尿道外括約肌，或者有膀胱輸尿管尿液逆流。

五、**抽血檢查**：血中氮素及肌酸酐等腎功能指數。以上五項應是高危險群病人應做的泌尿系統健檢，至於一般非高危險群病友，亦應進行一至三以及第五項檢查。檢查時間很短，但是往往可以及早發現病人的異常狀況。

很多脊髓損傷者均不願接受經靜脈腎盂攝影，因為上下檢查台的麻煩，以及檢查時間冗長。其實此種檢查現已非絕對必要，而可以腎臟超音波及錄影尿動力學取代之。如果要進一步瞭解腎臟真正的過濾功能，可能用核子醫學腎臟掃瞄，會更加清楚。

危險的症狀及癥候

如果一個脊髓損傷者具有以下各種症狀時，可能代表其泌尿系統發炎、結石等情形，一定要立刻到附近醫院或診所檢查及治療：

一、**發燒、腰痛**：極有可能是急性腎盂腎炎。如果可能請檢查一下尿液是否混濁。請家人拿尿液去就近的醫療院所檢查，並可以大量喝水或服用家中常備之抗生素及退燒藥，再去找固定的泌尿科或復健科醫師檢查及治療。

二、**下腹疼痛，排尿次數頻繁或突然發生尿失禁**：很有可能是膀胱感染。此時應儘量排空尿液，如有導尿管留置，應檢查是否有導尿管阻塞的情形，或自己使用生理鹽水沖洗膀胱。如果是腹

壓排尿或自行導尿，則應增加排尿次數或自行導尿次數，儘量使膀胱內壓不要過度脹尿。自己可先行服用抗生素，但仍應儘快就醫診治。

三、**解尿困難或無法排尿**：很有可能是膀胱發炎或是其他藥物影響到膀胱收縮力，或是膀胱頸的放鬆。很多病人在感冒時會服用綜合感冒藥，其中含有的成份常會造成膀胱頸緊張，使得病人發生排尿困難。有些胃藥也會造成膀胱肌肉收縮力降低，病人如有此種情形，應即刻停止服用該藥，並詢問醫師或加以拮抗解藥治療。有些膀胱尿道發炎時亦會造成尿道外括約肌緊張，使得排尿產生困難。

四、**尿液濃濁**：可能有尿路感染。這種情形在有留置導尿管的病人，以及有腸道膀胱擴大整型術的病人尤為明顯。病人常可自覺尿味變重、尿色加深、或腸黏液增加。有此情形時，除了要取尿液檢驗外，亦應大量喝水，排空膀胱，或先行服用家中常備之抗生素再尋醫診治。

五、**自主神經或四肢反射增強**：除了天氣變冷影響反射之外，尿路發炎或腸道感染亦會有此現象。病人常會覺得尿失禁變得厲害，肌肉收縮反射變得厲害，偶爾亦會有血壓上升及上半身潮紅現象。如有此現象應先檢查有無尿管阻塞或膀胱脹尿的現象，儘快排空尿液並服用藥物治療。

六、**全身倦怠、食慾不振**：常見於嚴重脫水、發炎，或尿毒上升的病人。部分腎功能原本就低下的脊髓損傷者，應多注意自己水分的補給。缺水會使得腎過濾率下降，體內尿毒上升，病人可能會有這些症狀，此時即應補充大量水份，並儘早就醫診治。

七、**血尿**：可能是尿路結石或有尿路感染。只要有血尿便是不良的癥候，不論有無發燒、腹痛、反射亢進，均應立即就醫檢查。有導尿管留置的病人應先檢查有無阻塞，並大量喝水。千萬不

可因血尿自動停止即以為無事，血尿很可能代表最嚴重的泌尿系統癌症，絕對要立即就醫。

💗 重要的生活注意事項

慢性脊髓損傷者不比常人，由於全身或半身癱瘓，缺乏日照及運動，因此身體狀況均較一般人為差。加上有泌尿系統的功能失調，細菌易於侵入並且繁殖，稍不小心即可能造成尿路感染。在生活起居方面一定要特別注意以下幾點：

一、定期排空尿液、大量喝水，以防止感染。

二、如有導尿管應定期更換，並注意是否暢通。

三、依醫師指示定期檢查尿液、腎臟及其他。

四、不要太累，且應常到戶外做運動並有適度的休息。

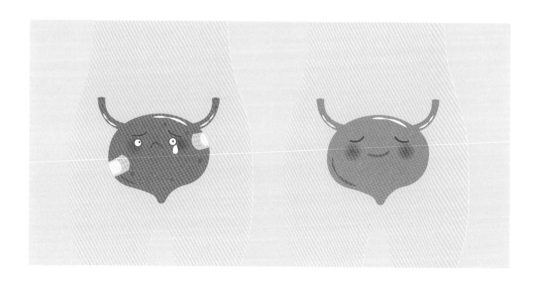

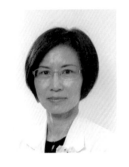

中山醫學大學附設醫院
復健醫學部
黃玉慧 醫師

排尿功能障礙表現

薦髓排尿反射中心位於第二至第四薦髓，當損傷位置在這段脊髓最末端或其發出的薦髓神經時，如脊髓圓椎症候群（conus medullaris syndrome）或是馬尾損傷症候群（cauda equine syndrome），會破壞局部反射弧，包括來自膀胱的感覺傳入神經與逼尿肌及尿道外括約肌輸出神經，導致逼尿肌與尿道外括約肌均為無反射與無力狀態，稱為下運動神經元膀胱。如果逼尿肌與尿道外括約肌均為無力，則病患可以用腹壓協助排尿。但有些反射消失的膀胱，尿道括約肌系統仍然保持部分張力，再加上膀胱脹尿感的減低或消失，膀胱可能蓄積尿液直到超越膀胱壁的平滑肌纖維黏彈性（viscoelasticity），膀胱內壓開始升高。當超過尿道壓力時，就會發生滿溢性尿失禁（overflow incontinence），這種病患就需要以間歇性導尿以排出尿液。雖然大部分下運動神經元膀胱病患的膀胱內壓不高，但長期慢性病患仍有附可能會發生低適應性（low compliance）膀胱，造成慢性膀胱高壓。

如果受傷位置在薦髓以上的脊髓，因為阻斷了薦髓反射中心與更高層中樞神經（包括橋腦與大腦皮質）的連結與控制，會表現出無法被抑制（uninhibited），逼尿肌與尿道外括約肌過度反

射（overactivity）且有逼尿肌尿道外括約肌共濟失調的現象（detrusor sphincter dyssynergia），此為上運動神經元膀胱。

創傷性脊髓損傷在剛受傷時，會有一段時間受傷部位以下的神經反射會消失，包括逼尿肌反射，這時期稱為脊髓休克（spinal shock）。大約六至八週後，逼尿肌反射才會跟其他的本體反射一樣慢慢恢復。而這段時間，尿道外括約肌活性常常會持續存在，並在休克期消失後更為增強。尿道外括約肌活性增強可能會在逼尿肌收縮時變得更為明顯，此即為逼尿肌尿道外括約肌共濟失調，是薦髓上損傷病患常見的問題，會造成解尿困難及明顯的膀胱高壓。

當逼尿肌反射造成膀胱壓力高於尿道壓力時，病患可以排出部分尿液，但高殘尿量及膀胱高壓仍需進一步處理。當脊髓損傷部位高於第六胸髓以上時，病患的排尿障礙常常伴隨另一個神經症狀：自主神經反射亢進（autonomic dysreflexia）。病患會在膀胱脹滿或有其他身體不適的刺激時，發生臉部潮紅、盜汗和血壓過高等問題。如果長期血壓過高控制不佳，可能有後續心血管疾病的問題。故在處理排尿障礙時，也必須觀察病患是否有此問題。

雖然大部分的膀胱功能障礙表現與脊髓損傷高度相關，但並不是絕對。根據郭漢崇教授的研究結果，即使是頸髓或胸髓損傷的病患，也有 5.4% 和 39.1% 的機會發生逼尿肌無反射，而薦髓損傷的病患則有 14.3% 可能會有逼尿肌過度反射（表 8-1）。

另外筆者參與畢柳鶯教授的研究團隊發現，因為薦髓的位置約在第一腰椎骨高度，此處附近的骨折（包括第十一胸椎到第二腰椎），可能也會有不同的膀胱功能表現，包括 59.6% 的上運動神經元、35.6% 的下運動神經元，及 5.8% 的混和膀胱障礙。故脊髓損傷病患的排尿障礙無法完全由損傷位置，或是臨床神經檢查來預測，仍需要以尿路動力學檢查來判斷。

表 8-1　脊髓損傷位置與排尿障礙的表現

脊髓損傷高度	個案數	正常	逼尿肌無反射	逼尿肌過度反射	逼尿肌尿道外括約肌共濟失調	自主神經反射亢進
全部	894	11 (12.9)	232 (26.0)	534 (59.7)	355 (39.7)	178 (19.9)
頸髓	395	49 (12.6)	21 (5.4)	320 (82.1)	238 (61)	151 (38.7)
胸髓	344	23 (6.9)	131 (39.1)	187 (55.8)	109 (32.5)	26 (7.8)
腰髓	148	38 (26.8)	79 (55.6)	26 (18.3)	8 (5.6)	1 (0.7)
薦髓	7	5 (71.4)	1 (14.3)	1 (14.3)	0	0
P 值		< 0.001	< 0.001	< 0.001	< 0.001	< 0.001

數值呈現為個案數 (%)

評估與追蹤

　　脊髓損傷病患在神經症狀穩定後，就可以安排後續的泌尿系統檢查。一般初次檢查包括血液生化檢查，包括血中尿素氮（BUN）和血清肌酸酐（creatinine），尿液分析、培養、細胞檢查、殘尿量評估、超音波、尿流速、尿路動力學檢查和腎臟核醫檢查。血液中的血清肌酸酐常用來表示患者的腎臟功能，但對於脊髓損傷病患來說，信度不如校正後的 CCR 準確。

　　這些血液生化檢查對於輕度腎功能損傷的敏感性不夠，無法個別反應單側腎臟功能及可能因為脊髓損傷患者的肌肉量少而失準，故核醫腎臟掃描可以彌補這些問題，做為腎臟功能的長期追蹤檢查項目。這些檢查除了評估病患的排尿功能（以作為後續治療與排尿訓練方針）外，也可以瞭解病患的現況，包括感染、結石、以及上尿路功能的狀況，並找出高危險群病患，以決定後續追蹤檢查的廣度與頻率。

在初次檢查後，通常會建議病患至少每年追蹤一次，對於高危險群病患可能需要每半年追蹤一次。例行性追蹤檢查項目，包括一般生化的尿液檢查、腎臟超音波與尿液培養。如果這些檢查有異常，或對於可能會發生併發症的高危險群病患，則要視病患狀況與需要安排其他檢查，例如尿路動力學檢查、腎臟核醫檢查及膀胱鏡檢查等。需要安排尿路動力學檢查的時機包括：出現新的症狀、排尿習慣改變、過去一年尿路感染的頻率增加，以及異常的膀胱超音波結果等。

泌尿系統併發症與脊髓損傷部位的關係方面，我們發現事實上在各部位的脊髓損傷病人都有可能會產生尿路感染，而且不論脊髓損傷是完全性或是不完全性，病人也都有類似的尿路感染發生率。而使用經尿道導尿管留置或是恥骨上造瘻，病人發生尿路感染的機會比起使用腹部刺激或是間歇性自行導尿來得高。

對於慢性脊髓損傷病人的下尿路功能障礙，在處理上應該考慮：

一、**修正病人的泌尿系統併發症**：我們可以治療病人腎臟水腫、治療尿路感染、治療膀胱輸尿管尿液逆流。

二、**改善病人的生活品質**：對於病人的尿失禁的治療、膀胱排空的方便性、導尿管拔除以及減少藥物的治療。

對於每一個脊髓損傷病人的處理原則應該是不一樣，應該考慮到病人本身的意願，其家人支持度以及就醫的方便性，來做最好的選擇。

對於具高危險性之脊髓損傷病人，能夠在早期偵測這些泌尿系統併發症是相當重要的。會使病人腎臟功能惡化的可能危險因子，包括完全性神經病變、頸髓橫切造成四肢全癱及長期的留置導尿管。而規則的測量膀胱內壓、殘尿量及漏尿壓力，則可以提供我們資料，以避免病人上尿路功能的惡化。

有尿失禁的脊髓損傷病人，應該仔細地去尋找是否其為低適應性膀胱（low compliance bladder）。而若要修正尿道閉鎖不全（urethral incompetence）時，亦應修正病人可能有的高膀胱內壓及逼尿肌過度反射（detrusor hyperreflexia）的情況。膀胱輸尿管尿液逆流來自於低膀胱適應性及較高之膀胱內壓，如果沒有適當的處置，尿液逆流可能會在任何一種排尿處置後產生，而矯正尿液逆流一定要同時伴隨調降膀胱的處置或手術才行。

過去的研究顯示，積極的泌尿科處置可以減少脊髓損傷病人因為尿路感染所造成的死亡率，並可以提供他們較好的生活品質。因此，當處理脊髓損傷病人的泌尿系統後遺症時，應該要考慮以下幾個重要因素，包括維持或保護正常的腎功能，使病人免於尿路感染，免於長期留置導尿管，以及盡可能的維持尿不失禁。

此外，病人能夠自我處理排尿的方便性及其家庭照顧的方便與否，都應該列入考慮。當我們給予積極性的泌尿處置時，應該要充分考慮到這樣的處置是否真正會提高病人的生活品質，而且是否符合其真正的意願，才能達到完美的處理原則。脊髓損傷患者的排尿功能障礙幾乎都是伴隨終身的，且因為長時間下泌尿道功能失常，也會漸漸影響到上泌尿道的功能，故定期做泌尿系統的追蹤檢查是必要的。

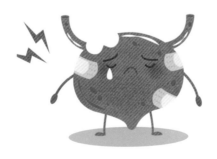

MEMO

Q8-1

病毒會經由尿道或導尿管侵害泌尿系統嗎？

如果手碰到新冠病毒，導尿時病毒會不會從導尿管、尿道侵入身體得病？新冠病毒會侵害泌尿系統嗎？

Answer

新冠病毒感染會從身體的黏膜上侵入，如眼、口、手碰到尿管，再進入膀胱當然也可能。病毒如果進入身體裡面，除了在血液中，在任何的體液，包括尿液都會有病毒，所以還是要避免接觸到別人的尿液。

Q8-2

膀胱造瘻與反覆性尿路感染

一位會員受傷三年左右，一個月感染好幾次，長期放置導尿管，一樣建議他常常換床單，開水喝再多也是沒有效果，一樣感染。最後，醫生建議他去做膀胱造瘻，就完全改善不再感染。

Answer

使用膀胱造瘻來改善反覆性尿路感染，確實是一個好的方法。唯一不方便的，就是必須要終身背著尿袋，不能夠擺脫尿袋的束縛。如果膀胱容量還可以，可以考慮將膀胱擴大，然後使用間歇性導尿來改善排尿。不過在緊急的狀況之下，膀胱造瘻也是一個不錯的方法，需要進一步的評估。保護腎臟，是我們脊髓損傷病人治療最重要的一個目標。

脊髓損傷者的膀胱過動症

我是頸髓第四節受傷，很久之前檢查有膀胱過動，但不了解嚴重性。我現在想知道自己有沒有變嚴重？該如何治療？多久要做一次檢查？

Answer

頸髓受傷的人，除了膀胱有過動之外，還常伴隨有膀胱頸自主神經反射亢進造成的功能失調，以及尿道外括約肌反射亢進所產生的共濟失調。因此，除了會有尿失禁之外，還會有排尿困難，或是排尿不乾淨的問題。

這種問題在女生比較不嚴重，因為結構上的問題，男生會較為嚴重。常常導致膀胱內壓過高，造成的膀胱反覆性細菌感染，甚至會出現膀胱高壓所產生的兩側腎水腫。因此，有頸髓受傷的人，至少每半年應該找醫生檢查一下腎臟及膀胱的功能，以及神經學的變化。驗尿看看有沒有感染，以及測量腎功能是否有衰退的現象。

現在可以使用各種藥物來降低膀胱的反射亢進，以及膀胱頸和括約肌的共濟失調。如果有排尿不盡的情形，也可以使用肉毒桿菌素注射在膀胱頸以及尿道外括約肌，或是注射在膀胱，以治療膀胱過動症。這種問題不能拖太久，時間一久，膀胱發生不可逆的變化，就要考慮到手術治療。還是要定期檢查，是最重要的。

Q8-4

導尿管置入困難的原因和處理方法

請教醫師，我是固定回地區醫院更換留置導尿管，當天看診後都會集中至急診由護理師更換。當日值班護理師一名外出跟救護，醫師就請洗腎護理師協助更換，但一連三回導尿管都沒能順利放入。再一次置放後，有發現尿袋管上有輕微血尿，便當下請教男護佐會有問題嗎？得到的答案是多喝水。等回到家時發現有 750 毫升的血尿及血塊絲，隔幾天尿的顏色都呈現橘淡紅色，三、四天後的尿液正常清澈。家中沒有預備抗生素，而後幾天又是一樣問題，不知道是什麼原因，可以改善嗎？

Answer

　　脊髓損傷的人如果要由尿道放導尿管，要注意括約肌是不是過度的緊張，尤其是當膀胱脹尿的時候，尿道括約肌會變得非常緊。這個時候，如果處理導尿管的醫師和護理人員沒有經驗，沒有把尿道拉直，很可能會讓導尿管一直在括約肌外面，無法進入膀胱。如果再加上導尿時潤滑劑用得不夠多，就可能會因摩擦破皮而流血。尤其是當膀胱很脹的時候，這樣子的受傷，很容易發生細菌感染，所以導尿後一定要服用抗生素，並且要多喝水。

　　如果因為導尿困難，而放棄自行導尿或放導尿管，使用腹壓排尿並不見得安全。一定要經醫師確認，排尿的時候尿道外括約肌沒有太緊，而且尿脹的時候膀胱內壓沒有太高，

才可以使用腹壓來排尿，最好是經過檢查後再改變排尿處置。家裡要常備一些放鬆括約肌的藥物以及抗生素，才能避免不適當的排尿處置，造成泌尿系統感染，甚至影響到腎臟。

Q8-5
怎麼才能知道自己有尿路感染呢？

我是個可以自主排尿的脊髓損傷者，有一件事情常常困擾著我。我雖然可以自主排尿，不需要導尿管，比較不會尿路感染。但是，排尿的身體感覺很遲鈍，偶爾莫名其妙的尿路感染，自己都不知道，要等到很久一次的健康檢查，才知道有尿路感染了！除了自己感覺自己的身體外，我該怎麼辦才能及時知道自己有尿路感染呢？是定期去做尿液檢測嗎？

| Answer |

　　脊髓損傷的人雖然膀胱的運動神經不受影響，但是感覺神經可能已經有傷害。

　　膀胱沒有正常的感覺，收縮力就會比較差，因此有時候會有較多的殘尿而不自知，有沒有細菌感染也不是很清楚。

　　不管是哪一部位的損傷，也不論是否能夠自然排尿，都需要定時做身體檢查，每半年或一年一次。包括：腎臟、膀胱、殘尿、尿液分析、尿液培養等，才能確保泌尿系統健康。

Q8-6

脊髓損傷者的尿路動力學檢查

我是受傷剛滿一年的 T4 完全損傷患者，這期間有做過一次尿路動力學檢查，但整體狀況並沒有讓我了解，所以用藥及膀胱型態十分混亂，因此我想到花蓮慈濟掛您門診做腎功能及尿路動力學檢查及藥物諮詢，但我居住高雄，請問：

1. 如何建議外地患者的行程安排？
2. 掛號看診後可能安排住院檢查或是需要另外找住宿點，若要檢查上述的項目會建議需時幾天？
3. 若過去檢查需要事前準備什麼項目？（例如現在的藥是否先停止服用，以免影響檢查結果）

| Answer |

　　從外地到花蓮來做檢查的脊髓損傷朋友，我建議你們不妨利用禮拜三下午的門診到花蓮來。我會幫你們初步做完檢查之後，安排住院。第二天再進行錄影尿動力學檢查，做完檢查之後，我會跟你們做綜合評估，然後建議治療的方向。

　　如果不需要手術的，可以用適當的藥物治療。但需要手術的，可能要再另外安排時間，做進一步治療。原來口服的藥物請繼續服用，不影響檢查的結果。

脊髓損傷者居家要備抗生素嗎？

請問醫師，您建議家中要準備抗生素、止痛藥、退燒藥這些藥物，我想請問一些關於這些藥物的問題。

1. 這三種藥有沒有推薦哪一家的比較適合脊髓損傷患者服用，還是都可以？

2. 這些藥是一般藥局就可以買得到嗎？

3. 一般是自己覺得有輕微症狀就要吃了嗎？還是等症狀很明顯時再吃會比較好？

| Answer |

　　脊髓損傷的人，不管是高位損傷或是低位損傷，都可能會有反覆性的尿路感染。尤其是經常有大量殘尿或是施行自行導尿的人，更容易感染。家裡備著抗生素、止痛藥、或是膀胱放鬆的藥，皆有助於減緩症狀，但是應該是在有需要時才服用，例如，出現血尿、尿有惡臭或是有明顯的尿液混濁的情形。

　　自己除了大量喝水之外，可以在家裡先吃藥，再去看醫生，免得造成嚴重的腎盂腎炎。這些藥無法在藥房取得，必須由照顧的醫師開立，放在家裡備著。通常放在家裡不需要冷藏，只要放在抽屜裡，不要直接照到陽光或是弄濕就可以了。

Q8-8

腎臟水腫與排尿處置之關係

我是胸髓第一、二、六、七節完全損傷,我的張力強到很容易讓我從輪椅上跌到地上。在床上想躺下時,肚子以下整個會變得硬邦邦的,腳又會不停抖了起來,有時又會整個縮起來,真的很困擾。我會放置尿管的原因是受傷約兩年時,做泌尿系統檢查發現我有水腎的情形,自此後就開始放置尿管了。我想請問醫師:

1. 我放置導尿管,一星期自行更換一次,已經二十二年了。近幾年有發現打水球時的水量需要減少,原來是 10 毫升變為 5 毫升。因為我膀胱壓力很大,導致超過 5 毫升時,血壓會升高。我有時會把尿管綁起來,想知道自己膀胱容量有多少?但每次不到 100 毫升時,我的血壓就開始升高。

2. 除了膀胱手術外,還有什麼方法能減少血壓升高的情形呢?

Answer

　　你是胸髓高位脊髓損傷,這種神經性病變會導致膀胱反射過強,以及逼尿肌尿道外括約肌共濟失調。時間久了,更會造成膀胱的萎縮以及高壓。正是因為如此,才會造成腎水腫,需要放置導尿管。

　　但是放置導尿管,仍然會使得膀胱繼續萎縮。如你所說的,導尿管打水球只要超過 5 毫升,就會造成膀胱反射增強。這也顯示你的膀胱已經萎縮到一個相當的程度。再加上膀胱反射過強時,會連帶造成自主神經反射亢進,造成下半身痙攣,以及肌肉緊縮。

其實這種問題，一開始就可以使用膀胱擴大整型術來治療。使用腸子將膀胱擴大，膀胱壓力降低，不只不需要長期置放導尿管，也可以改用自行導尿。每天導尿五次，就可以保護腎臟，減少感染，並且尿不失禁。對於這種的神經性膀胱，需要積極的處置，有機會應該詳細檢查，並且加以治療，才不會因為自己的身體狀況讓生活過得很不舒服。

Q8-9

紫色尿液是怎麼回事？

目前媽媽臥床，有鼻胃管氣切和尿管，最近尿管呈紫色，有時候看起來是紅色，一個月大概兩次，我們該怎麼辦？

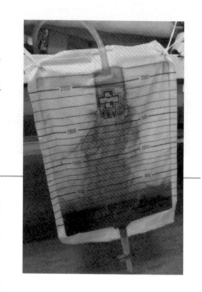

Answer

　　長期留置導尿管的人，尿袋裡面的尿液呈現紫色，或是導尿管的管子出現紫色，就代表有細菌感染，通常是綠膿桿菌、變形桿菌或是大腸桿菌之類的細菌。如果有這種問題，必須要大量喝水，而且經常更換導尿管，並且使用抗生素，讓細菌消失，尿液才會變成清澈。如果沒有處理，很可能會造成急性腎盂腎炎，有時候會有出現敗血症的危險。

Q8-10

尿的顏色很濃黃，是怎麼了？

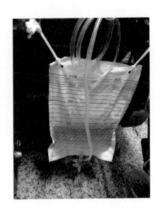

我是使用尿套，不是導尿管，自己會尿得出來。今天外出一整天，剛才回來尿液顏色如照片，尿袋是這星期才換的。請問尿尿這種顏色是不是有點狀況？請問醫師，是我水喝太少的關係嗎？還是天氣太熱，去熱到關係？

Answer

　　尿袋裡的尿呈現橘黃色，並不是因為出血或發炎，而是尿液太濃的關係。最近天氣很熱，除了全身流汗之外，還會有蒸發掉的水分。加上脊髓損傷的人一直坐在輪椅上，身體的水分本來就都會集中到下半身，因此流到腎臟的血液會減少。如果水分又喝得不夠，尿便會濃縮成這個顏色。只要你覺得口乾，表示水分不夠，就應該要大量的喝水。讓尿呈現無色、或是淡黃色，才算是足夠！

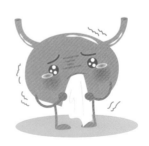

Q8-11

留置導尿管尿液中有白血球一定要吃藥嗎？

我昨天例行性門診驗尿（我是留置尿管，驗尿方式是以空針抽尿管裡的尿液），白血球40-45。醫師說稍微有發炎的情況，有開抗生素，並說可以吃個三天。想請問醫師，依我目前的情況，需要吃藥嗎？如果多喝水是否就能將白血球降低呢？我若是常常吃抗生素（三個月吃一週）這樣會有抗藥性或其他的副作用嗎？

Answer

　　脊髓損傷者留置導尿管，本來尿液就會有白血球增加，因為導尿管是一個外來的異物，放在膀胱裡面，膀胱會有發炎反應。超過四個星期的導尿管留置，就會開始有細菌在尿中生長。但是如果經常喝水，保持尿液清澈，導尿管通暢沒有阻塞，這種菌尿症或是有白血球的尿液就會流出來，不會積在膀胱裡面，形成膀胱細菌感染。

　　所以說，無菌性的尿路發炎或是無症狀的菌尿症，並不需要治療。通常我會建議病人多喝開水，而且留置導尿管可以勤加更換。一般四個星期換一次，但是如果有白血球增加，可以兩星期或三星期更換一次。

　　多吃點讓尿液酸化的水果、肉類，讓自己的尿保持在較酸的情況，也比較不會有細菌生長。抗生素留到有症狀時再吃，例如：下腹脹痛、發燒、腰痛、血尿、或是濃尿。如果你經常有症狀的尿路感染，最好要定期檢查，是不是膀胱壓力過高，或是有不穩定的收縮。這些都容易讓膀胱表皮受到傷害，而導致細菌侵入，造成感染。

Q8-12

尿道發炎時為何會一直想大便？

我最近尿路感染左側睪丸腫脹痛（副睪炎），時常想尿但尿量不多，大號有時二天上不出來，有時一天大概二、三次，又隨時想上大號，不知如何改善？

Answer

　　膀胱或是尿道有發炎的時候，會使得膀胱以及直腸的反射增強，因此會經常想要上大號。這時候除了用抗生素治療之外，也可以加一些抗膽鹼藥物，改善排便的頻率跟感覺。

Q8-13

尿路感染的症狀和原因

我前幾日排尿混濁、發燒、忽冷忽熱前往就醫，醫師先幫我注射一劑抗生素，並開了七天的抗生素服用，現今已是第三天，發燒情況有稍微好轉。雖然尿液混濁的情況有改善，但目前我的尿液顏色仍然呈現茶褐色，即使喝了大量的水，顏色似乎也沒有變淡。請問醫師，這是什麼原因呢？有什麼要注意的地方嗎？

Answer

　　脊髓損傷的人若有尿路感染，治療時間會比非脊髓損傷的人來得長。尤其是你已經有忽冷忽熱的症狀，表示已有急性腎盂腎炎。最重要的就是要先把尿液排空，所以如果可能的話，應該留置導尿管，讓膀胱減壓，然後大量喝水。你可

以觀察尿袋裡面尿的顏色，只要水喝得足夠，尿應該是清澈透明，甚至是沒有顏色。

如果尿還是呈黃褐色，那表示水分補充還是不夠多。也許是因為發燒導致體液流失，抗生素服用幾天，不一定足夠。最好找醫師再檢查一下，看腎臟有沒有結石、水腫、或是急性發炎的跡象，並且做尿液培養，看看是哪一種細菌，以後在選擇抗生素的時候，才會比較容易治療。

Q8-14

怎麼判斷有尿路感染？怎麼自行處理？

我這幾天水是有多喝一些，平常溫度高時，開冷氣就會退，而昨晚開始感覺環境溫度還好，感覺可能有發燒。中午也是一樣的情況，有吹冷氣，但感覺還是很熱，而沒有其他症狀。尿的顏色還是一樣，但感覺好像有深一點，我不太確定。請問醫師，會不會有發炎情況？會需要做什麼治療，是吃抗生素嗎？

Answer

有時候覺得體溫高一些，並不見得會發燒。你要注意有沒有反射增強，或者是有自主神經反射亢進的現象。如果有，那很可能是膀胱感染或是腎臟感染。尿的顏色深，就多喝點水，如果家裡有口服的抗生素以及退燒藥，可以先吃，再去找醫生檢查尿液，確定沒有問題才能夠放心，謹慎一點還是比較好。

Q8-15

如何訓練排尿才最理想？

我是在臺北的醫院開的刀，醫師說是胸髓第十二節。剛開始，我裝尿管四年多，在79年因敗血症到醫院開刀，又因雙腳被朋友燙傷，因延誤就醫導致雙腳垂直，一個月內就開了三次刀。因為雙腳要慢慢矯正，所以在這個時候，我向醫師要求做膀胱訓練。起初住院醫師不願意給我機會，我一直請求，最後醫師答應了。我的膀胱知道脹尿，但卻排不出來，因從小就習慣多喝水，在訓練期間，醫師不高興說我排的尿這麼多，膀胱裡的尿也這麼多，再這樣就不給我訓練了。我情急之下，自己默念請求觀世音菩薩幫幫我，最後我28天訓練畢業了。他們說我能在28天訓練到自己可以排尿，膀胱裡的殘尿連10毫升都沒有，真的是很成功，我很高興，也只有那次醫院有檢查我的膀胱壁，說是很乾淨沒有雜質，也沒有說過以後每年要做檢查一次。從那時候起我都是自己排尿，沒有再裝尿管了。因長期有褥瘡，在99年8月開完刀後，就一直帶尿管到現在了。

現在排出來的尿雜質很多，而且尿管也很容易脫落，一星期脫落兩、三次，有時一星期一次，有時候睡覺到早上漏尿很嚴重。我自己在家都會備著抗生素、退燒藥，所以一有感染、發燒，我都自己在家先吃備用的藥，沒有因為這樣跑去找醫師。我的問題大概就是這樣。

　　你是第十二節胸髓受傷，對照到脊髓，應該是在薦髓反射中樞附近。所以你在受傷之後，膀胱沒有收縮力，尿道括約肌也可能不會太緊，所以你才可以在經過訓練後自行用腹壓排尿，而且沒有殘尿。但是這種排尿，通常在身體狀況不好的時候，因為沒有辦法使用足夠的腹壓，而有較多的殘尿及尿路感染。放置導尿管是一個方法，但是你也可以試著學習自行導尿，避免導尿管脫落的困擾。另外，你晚上會有漏尿的情形，應該還是尿道太鬆。其實如果經過檢查，還會有其他排尿處置的選擇。

Q8-16

留置導尿管的尿騷味

請問留置導尿管有尿騷味要用什麼方式清潔？還是有推薦什麼清潔用品比較好用？

　　長期留置導尿管，尿袋有異味，就是因為水喝得太少，使得尿袋裡面的細菌繁殖，產生發酵後的味道。每個星期需要更換尿袋一次，導尿管如果比較髒，兩星期可以換一次。如果發現尿袋或是連接管上出現紫色的變化，更可能是嚴重的細菌感染，要立刻找醫生，服用抗生素治療。平常要注意多喝水、多吃酸性的水果及食物，才能避免細菌感染。

Q8-17

發燒疲倦的原因

這幾天，我一直感覺非常疲倦，昨天上大號的時候，下腹部灼熱疼痛，經過繞道的膀胱有很多的分泌物出來，呈現黃色黏稠狀，高燒到 39 度。請問這個情況可能是膀胱發炎、還是腎臟發炎？

Answer

從你的症狀聽起來，應該是急性腎盂發炎。有這種現象，趕快就近檢查，請到醫院找醫師做腎臟超音波。如果有急性發炎，必須趕快用藥物治療，並趕快大量喝水。

Q8-18

尿路感染要吃多久的抗生素？

請教醫師，我的尿道又細菌感染了，很輕微。請問抗生素要不要吃一個禮拜，或是吃兩、三天就可以。因為三、四天前吃四顆，看到尿袋都很透明就沒有再吃了，這一、兩天膀胱會痛，尿袋稍微有一點顏色。

Answer

有尿路感染的人，服用抗生素最好能夠持續一個星期。雖然尿袋裡面的尿看起來比較清澈，但是還是可能有細菌存在膀胱裡面。尤其是長期置放導尿管的人，應該要特別注意。建議你把藥吃完，並且大量的喝水，讓膀胱裡面的細菌能夠沖洗乾淨。

Q8-19

什麼時候要做膀胱鏡檢查呢？

脊髓損傷的傷友在什麼樣的情況之下需要做膀胱鏡檢查？另外膀胱鏡檢查對於高部位的傷友，是否會有引發自主神經反射亢進的危險性？

Answer

　　膀胱鏡檢查在脊髓損傷病人並不太需要，主要檢查的目的是在懷疑有膀胱結石或是膀胱腫瘤的時候。但是病人通常會有血尿的症狀，使用超音波也可以代替膀胱鏡檢查。

Q8-20

脊髓損傷者的尿路動力學檢查

我兒子 T10，一年四個月了。請問尿路動力學檢查多久要做一次？

Answer

　　脊髓損傷的人，不管是能解小便或是尿失禁，都要定期接受尿路動力學檢查。最好是錄影尿動力學檢查。受傷一年四個月，而且是 T10 受傷的部位，最好一年檢查一次。

　　檢查他的膀胱容量、膀胱內壓、排尿的功能、以及膀胱是否有尿液逆流。同時也可以測一下腎臟超音波和腎功能。

　　一年一次的泌尿系統檢查是很重要的。如果是醫師判定為較低危險群的，則可能在穩定之後，一到兩年檢查一次。但也有些膀胱內壓很高，經常感染的，可能就要半年檢查一次才適當。

Q8-21

留置導尿管的尿路感染處理原則

我是留置尿管的傷友，若是尿道感染的話，有可能只喝水就能不藥而癒嗎？我這二個禮拜，感覺可能有感染的情況。因尿騷味較重，反射稍強，但都不太嚴重，也不影響生活，也沒有任何的發燒或身體不適。

Answer

　　留置尿管的脊髓損傷病友，只要超過一個月，就一定會有細菌存留在膀胱裡面。細菌會留在膀胱表皮下，形成聚落。如果你的免疫系統不錯，身體狀況良好，細菌的感染只會在膀胱表層，不會產生深層的感染，或是上行到腎盂，產生急性腎盂腎炎。但是如果你太累，水喝得少，尿管不常更換，則細菌繁殖的量超過一定限度，就可能會侵犯表皮下，進入血液循環，而造成急性腎盂腎炎或是敗血症。這時候，就可能會有發燒、發冷、需要住院治療，所以有留置尿管的病人，要注意尿是否變成混濁或是尿管出現紫色的變色，這些都是細菌感染的癥候。

　　當然，如果家裡有抗生素，可以在發生這種情形的時候，至少服用三天的抗生素，並且大量喝水。最好提早更換尿管，將細菌的量減少，才能避免較嚴重的細菌感染。肢體的反射變強或是頭痛、心跳減慢等自主神經反射亢進的症狀，也常常代表膀胱較有嚴重的發炎。

　　千萬不要小看細菌感染這件事，這會讓你的腎功能逐漸受損。千萬不要以為留置尿管就不會感染，一定要特別注意，

多喝水、定期更換尿管、家裡備著抗生素、多吃酸性的水果跟食物，而且要有充分的休息。千萬不要逞強，免得自己遭受細菌感染的痛苦。請大家告訴大家，要特別注意。

Q8-22
為何前列腺手術後無法排尿？

我五月前接受了前列腺肥大手術，現在已經幾乎完全康復，問題卻一一浮現。我坐在輪椅上無法排尿，很快就會發生尿路感染，覺得不知所措。後來經過臺北的醫院醫師的治療，發現我的膀胱纖維化。我想請教醫師，膀胱纖維化，有什麼方法可以讓它恢復正常收縮排尿嗎？我是頸髓受傷，我不用放導尿管，可以自行排尿，可是這幾個月，就因為前列腺肥大的手術開完之後，就一直不順了。請問醫師，我目前該怎麼辦？

Answer

　　頸髓受傷的人，可能因為排尿時膀胱頸共濟失調，而影響排尿。泌尿科醫師幫你把前列腺刮掉，其實對於膀胱頸共濟失調也有治療的效果。但是有時候在手術後，反而會因為局部的發炎反應，使得尿道外括約肌受到刺激，而變得更加緊張，導致在某些姿勢下排尿困難，敲尿反射也變得不像手術前那麼靈敏。如果使用藥物治療效果不佳，經過診斷確診為尿道外括約肌共濟失調，可以考慮使用肉毒桿菌素注射在尿道外括約肌上，也可以改善排尿的問題。

Q8-23

紫色尿的原因？

媽媽常常紫尿，尿還有白色物質，怎麼會這樣？媽媽有糖尿病，有打胰島素，有高血壓。

Answer

尿袋裡面出現紫色尿液，是因為尿中有特別的細菌感染，使得塑膠管內的化學物質起了變化導致。有這種問題，一定要吃抗生素，並做細菌培養，才不會讓細菌往上感染，造成急性腎盂腎炎。同時要給她多喝一些水，或是吃些酸化尿液的水果，例如葡萄、西瓜等。抗生素治療還是最重要的。

Q8-24

脊髓損傷者的尿路感染

高位脊髓損傷者的尿路感染原因是什麼？該如何處置呢？

Answer

脊髓損傷者的泌尿系統感染是個很嚴肅的議題。首先我們要知道，因為脊髓損傷導致神經受損，使得膀胱及尿道缺少神經支配，造成血液循環受影響。因此，膀胱表皮抵抗細菌的免疫力變差，所以容易產生細菌感染。另外，高位脊髓損傷的病人因為排尿時有尿道外括約肌共濟失調，所以會產

生高壓性排尿。這個壓力也會造成膀胱表皮容易受傷，而讓細菌感染。低位脊髓損傷的病友雖然膀胱內壓不高，但是因為排尿困難，所以會有比較多的殘尿，也容易讓細菌存留在膀胱裡面，而造成感染。留置導尿管或是膀胱造瘺的病人，導尿管造成的細菌存留在膀胱裡面，有時也會在我們免疫力變差時產生感染。

　　不是所有的尿路感染都需要治療，但也不是所有的感染都不需要積極處置。我們應該要先知道，自己本身是不是容易造成腎盂腎炎。如果是的話，那只要有感染，就應該設法把它壓制下去。間歇性導尿的病人，也要知道他的膀胱安全容量是多少？安全容量如果超過，也會造成反覆的尿路感染。

　　通常如果是無症狀的細菌感染，也就是說沒有發燒、沒有血尿、也沒有全身性的症狀時，並不一定要使用抗生素，但是一定要想辦法減少膀胱的殘尿，或是降低膀胱內壓。只要有症狀，包括排尿疼痛、血尿、發燒，就一定要積極的治療。而且治療之後，要仔細的檢查，到底是什麼因素造成細菌感染，這樣子才能避免腎臟功能受損，甚至影響到健康。

　　有尿路感染的人，一定要定期給醫生檢查，不要自作主張，認為感染是正常的事情，只要多喝水就可以了。有時候一不小心，就會產生急性腎盂腎炎或是敗血症，大家不可以輕忽！

Q8-25

核子醫學腎功能檢查能看到什麼？

脊髓損傷者進行核磁共振腎功能檢查，能夠看到什麼？多久需檢查一次？有什麼副作用？跟洗腎有關係嗎？

Answer

　　這個問題裡所說的核磁共振腎功能檢查，應該是指核子醫學腎功能檢查。這兩個是完全不一樣的檢查。核磁共振檢查主要是檢查身體解剖學上有什麼地方不正常，尤其是軟組織，所以它對於脊椎、脊髓、神經，還有周圍的軟組織病變，有清楚的解像能力，讓醫師知道問題在什麼地方，可以進行進一步的手術處理。

　　而核子醫學腎功能檢查，則是在血管內注射放射性物質，讓放射性物質隨著血流到腎臟，經由腎臟吸收、過濾、排泄，然後觀察整個過程的時間。因為腎臟血流進去之後，必須先由腎臟血管、小血管、到微血管灌流，經過腎小管過濾，再由腎小管進入腎盂，最後由腎盂經由輸尿管送到膀胱。

　　如果有阻塞性腎病變，則會發現前面腎臟的血管灌流是正常的，但是最後排出則會有緩慢的現象。但如果是腎臟血流不正常，則會出現最前段的腎臟灌流較慢。如果是腎臟本身萎縮功能不好，則會出現腎臟的灌流不足。醫師經由這些放射線物質灌流的量與時間，來判斷究竟是什麼原因導致腎功能不好。

脊髓損傷的病人，使用一般的抽血檢查以及腎臟超音波，大部分都可以知道腎功能有沒有受到影響。如果並不確定腎功能受影響的部位，或是腎臟有水腫的現象時，可以經由核子醫學腎臟掃描，來分析是不是具有阻塞性病變，或是問題出在膀胱的壓力過高導致腎水腫。這就是我們對於腎臟功能檢查的一個方法。

MEMO

_____

_____

_____

_____

_____

_____

_____

Dr. Me 健康系列 187

脊髓損傷排尿照護居家寶典

總 策 畫／郭漢崇
作　　者／王炯珵、江元宏、郭漢崇、黃玉慧、鄒頡龍、廖俊厚、蔡昀岸
選　　書／林小鈴
責任編輯／潘玉女
編輯協力／張慧敏

行銷經理／王維君
業務經理／羅越華
總 編 輯／林小鈴
發 行 人／何飛鵬
出　　版／原水文化
　　　　　台北市民生東路二段 141 號 8 樓
　　　　　電話：（02）2500-7008　　傳真：（02）2502-7676
　　　　　E-mail：H2O@cite.com.tw　部落格：http://citeh2o.pixnet.net/blog/
發　　行／英屬蓋曼群島商家庭傳媒股份有限公司城邦分公司
　　　　　台北市中山區民生東路二段 141 號 11 樓
　　　　　書虫客服服務專線：02-25007718；25007719
　　　　　24 小時傳真專線：02-25001990；25001991
　　　　　服務時間：週一至週五上午 09:30 ～ 12:00；下午 13:30 ～ 17:00
　　　　　讀者服務信箱：service@readingclub.com.tw
劃撥帳號／ 19863813；戶名：書虫股份有限公司
香港發行／城邦（香港）出版集團有限公司
　　　　　香港灣仔駱克道 193 號東超商業中心 1 樓
　　　　　電話：(852)2508-6231　　傳真：(852)2578-9337
　　　　　電郵：hkcite@biznetvigator.com
馬新發行／城邦（馬新）出版集團
　　　　　41, Jalan Radin Anum, Bandar Baru Sri Petaling,
　　　　　57000 Kuala Lumpur, Malaysia.
　　　　　電話：(603) 90578822　　傳真：(603) 90576622
　　　　　電郵：cite@cite.com.my

設計・排版／李京蓉
製版印刷／卡樂彩色製版印刷有限公司
初　　版／ 2021 年 11 月 23 日
定　　價／ 450 元

國家圖書館出版品預行編目 (CIP) 資料

脊髓損傷排尿照護居家寶典 / 郭漢崇, 王炯珵, 江
元宏, 黃玉慧, 鄒頡龍, 廖俊厚, 蔡昀岸著. -- 初
版. -- 臺北市：原水文化出版：英屬蓋曼群島商
家庭傳媒股份有限公司城邦分公司發行, 2021.11
　面；　公分. -- (Dr. Me 健康系列；187)
ISBN 978-626-95292-1-6(平裝)

1. 脊髓損傷 2. 泌尿系統

416.616　　　　　　　　　　　　　110017653